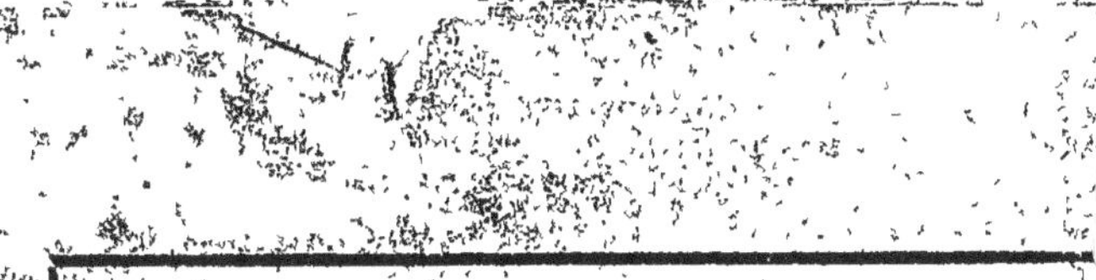

GUIDE MÉDICAL

AUX

EAUX DE VALS

PAR

LE Dr CHABANNES

MÉDECIN-INSPECTEUR DES EAUX DE VALS

Membre du Conseil départemental d'hygiène et de salubrité de l'Ardèche
Correspondant
De la Société d'hydrologie médicale de Paris
Des Sociétés de médecine de Lyon, de Marseille, etc.
Lauréat de l'Académie de médecine.

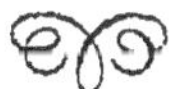

LYON

IMPRIMERIE D'AIMÉ VINGTRINIER

Rue Belle-Cordière, 14.

1875

GUIDE MÉDICAL

AUX

EAUX DE VALS

DU MÊME AUTEUR

ETUDES SUR LA SOURCE DOMINIQUE, in-8. Lyon 1862, imp. Vingtrinier.

TRAITÉ DES EAUX MINÉRALES DE VALS, in-8. 1865.

VALS EN 1868, in 8. Lyon 1868, imp. Vingtrinier.

LA VACCINATION ET LA REVACCINATION OBLIGATOIRES, lu au Congrès médical de Lyon. Septembre 1872. Lyon, imp. Vingtrinier.

GUIDE MÉDICAL

AUX

EAUX DE VALS

PAR

LE Dr CHABANNES

MÉDECIN-INSPECTEUR DES EAUX DE VALS

Membre du Conseil départemental d'hygiène et de salubrité de l'Ardèche
Correspondant
De la Société d'hydrologie médicale de Paris
Des Sociétés de médecine de Lyon, de Marseille, etc.
Lauréat de l'Académie de médecine.

LYON
IMPRIMERIE D'AIMÉ VINGTRINIER
Rue Belle-Cordière, 14.

—

1875

AVANT-PROPOS

Nous allons surprendre plus d'un lecteur en lui apprenant que, de toutes les stations hydro-minérales de la France, celle de Vals est une des plus inconnues.

Si l'on compare, en effet, l'immense notoriété dont les Eaux de Vals *exportées* jouissent dans le monde entier, avec l'ignorance qui règne presque partout, dans le monde médical, sur les ressources thérapeutiques que cette station recèle dans son sein, son installation balnéaire si considérable, ses établissements hydrothérapiques, ses bains arsenico-ferrugineux, ses appareils à acide carbonique, ses avenues ombragées, ses parcs, ses jardins gracieusement ornés, ses hôtels nombreux répondant à toutes les exigences, depuis celles du plus grand confortable jusqu'aux plus modestes, ses logements particuliers où chacun trouve à vivre à son gré et selon ses ressources, l'accès actuel de la station, facilité par de bonnes routes et par une voie ferrée (chemin de fer de Givors à Alais), qui sera livrée en 1876 (station de Vogué); si, disons-nous, l'on compare ces deux genres de notoriété, la réponse s'impose invariable : *Vals-station* n'est pas connu, son existence est ignorée au grand détriment des malades et de la prospérité du pays.

Depuis près de vingt ans, placé par nos fonctions de médecin-inspecteur et par l'observation attentive de ces Eaux si utiles, comme dans un poste de sentinelle avancée, nous devons, le premier, appeler l'attention sur ce fait insolite et en exposer les causes; c'est le seul moyen de le faire cesser en satisfaisant aux exigences diverses par une répartition équitable entre les intérêts engagés.

C'est une vérité incontestée que, de toutes les Eaux bi-carbonatées sodiques connues, nulle ne supporte mieux le transport le plus lointain, n'est capable d'une action plus efficace que l'eau bi-carbonatée sodique de Vals. Il est également incontesté que cette précieuse qualité est commune aux deux groupes des bi-carbonatées sodiques de Vals, c'est-à-dire à l'eau à minéralisation *forte*, comme à l'eau à minéralisation *faible*.

Là n'est peut-être pas encore la vérité tout entière. On peut ajouter que les Eaux bi-carbonatées gazeuses de Vals réunissent, au point de vue du transport et de leurs effets thérapeutiques hors de la station, des qualités supérieures à toute autre.

Voilà, certes, des données bien puissantes et bien propres à conquérir les préférences du Corps médical. Aussi, l'exportation de nos Eaux qui ne s'élevait pas à cent mille bouteilles, il y a dix ans, arrive-t-elle aujourd'hui au chiffre d'un million huit cent mille à deux millions. Ce résultat n'a pas été obtenu sans que le développement de la station ne s'en soit ressenti. Il faut reconnaître que la prospérité de Vals a été très-favorisée par l'énorme notoriété qui a été donnée à certaines de ses sources, et que les entreprises qui ont eu lieu simultanément pour installation d'établissement de bains, pour hôtels, etc., ont été singulièrement servies par la réclame extérieure, quoique faite dans le but à peu près exclusif de l'*exportation* des Eaux minérales.

Ce mouvement d'expansion intérieure et extérieure pour Vals, commencé vers 1863-65, s'est soutenu jusqu'à nos jours. L'observateur superficiel peut donc être satisfait ; mais en suivant avec attention l'évolution des phénomènes afférents au double fait que nous constatons, l'on est conduit à des appréhensions qui doivent être exposées ici avec les motifs qui les font naître et les conséquences fâcheuses qui peuvent suivre, pour la prospérité future de notre station et de notre pays.

Ainsi que l'a écrit un savant médecin hydroligiste français : « La réclame est de sa nature inintelligente, exagérée, et le plus souvent infidèle ». Celle de Vals a-t-elle fait exception ?

Usurpant, à leur profit, les résultats thérapeutique obtenus dans le sein même de la station, et consignés dans les écrits des observateurs anciens et modernes, les entrepreneurs de l'exploitation lointaine des Eaux les livrent au public sous les mille formes que la réclame seule sait donner. Ils ont mis et mettent encore à la faire réussir une publicité si puissante que l'attention des médecins et des malades, distraits par ces moyens bruyants, est menacée de perdre de vue les ressources bien plus variées, bien plus puissantes que la station présente sur les lieux. A la faveur de cette conjuration du silence, touchant les ressources intérieures de Vals, conjuration inconsciente pour un grand nombre, il faut l'admettre, les rôles tendent à s'intervertir, et les Eaux voyageuses à bénéficier de plus en plus de la réputation et des bienfaits des eaux obtenus à la source même. Ainsi, le bien opéré dans le principe par la réclame qui répandit et fit connaître le nom de Vals, tend de plus en plus à disparaître, et bientôt, les Etablissements élevés à si grands frais, pour former une des belles stations de la France et répondre aux exigences du public étranger, pourraient être oubliés et devenir déserts.

Que l'on n'accuse pas d'exagération de telles craintes; il est des conséquences qui s'imposent. Sur les quarante ou cinquante sources minérales de Vals, une dizaine seulement alimentent les deux Etablissements de bains; le reste sert exclusivement à l'*exportation*. Le plus grand nombre est donc l'objet d'un trafic extérieur. C'est l'industrie de la bouteille. Ces sources sont réparties entre plus de dix propriétaires ou Compagnies, ce qui explique la multiplicité des noms propres de sources et des prospectus qui les propagent.

Les dix sources qui alimentent les deux Etablissements balnéo-thérapiques sont l'objet d'une exploitation mixte. Si elles servent à l'exportation, elles sont aussi utilisées sur place en boissons, en bains, douches, etc.; elles donnent lieu à une industrie locale, qui s'exerce dans la station, qui a son intérêt lié à celui du pays beaucoup plus immédiatement que l'autre. Appeler le plus grand nombre possible d'étrangers, les faire bénéficier de tous les avantages dont l'administration variée des Eaux est susceptible, faire participer tout le pays à son développement... tel est son lot.

De ces deux conditions si différentes naissent deux tendances naturelles : pour l'une, c'est plus directement le trafic extérieur ; pour l'autre, c'est le trafic intérieur, le développement de la station. Entre ces deux tendances s'est établi, dès le principe, un certain antagonisme, une certaine lutte. On a pu croire que certains intérêts souffraient du développement de la station. A l'intérieur, l'industrie de la bouteille a outrepassé ses droits; sa réclame n'a pas été toujours intelligente, ni fidèle. Que le lecteur juge par les deux spécimens suivants :

« Quand une eau minérale peut être conservée

« longtemps sans altération et malgré les transports les plus lointains, on est en droit, *à quelque distance des sources qu'on la prenne*, d'en attendre d'aussi bons effets qu'à la station thermale même. »

Ces prospectus vont même plus loin ; il y est dit que l'Eau de Vals exportée est meilleure que bue sur place.

« La saison thermale n'est en réalité que de trois mois, du 1er juin à la fin d'août. On peut la commencer quelques jours plus tôt et la prolonger quelques jours plus tard, mais c'est toujours à ses périls et risques,.. »

Laisser propager ces erreurs, laisser s'affermir ces tendances, n'est-ce point exposer la station de Vals à devenir le Saint-Galmier de l'Ardèche, une localité dont on boit les Eaux, mais où l'on ne va ni boire, ni se baigner .. De tels passages, répandus à profusion, doivent être relevés publiquement. Frapper Vals d'interdit pendant le mois de septembre : septembre, le plus beau mois de l'année, le plus propice aux cures sérieuses ; mai et septembre, les mois de choix pour combiner les pratiques de l'hydrothérapie avec l'eau minérale en boisson !

Hâtons-nous de reconnaître que ce langage n'est point la règle chez les exploitants d'eau minérale en bouteilles : le prospectus d'une Société d'exportation plus récente, mais dont les sources n'ont rien à envier à leurs voisines, renferme comme une protestation les honnêtes paroles suivantes :

« .....La faveur dont nos sources sont l'ob-
« jet de la part des baigneurs qui fréquentent la
« station... tient à leur composition chimique...
« Cette propriété remarquable (de supporter le
« transport) entrera de plus en plus en ligne de
« compte chez bon nombre de personnes aux-
« quelles les Eaux de Vals sont conseillées et
« *qui doivent compter avec la dépense.* »

Le mot est dit : *la crainte de la dépense*; ce débouché de l'eau à domicile n'est malheureusement que trop considérable. Renchérissant sur cette trop modeste prétention, nous reconnaissons que l'eau exportée est le succédanné naturel de l'eau vierge de bouteille et de bouchon ; qu'elle peut, en dehors de la question de dépense, servir à tâter la réceptivité de l'organisme avant de décider le départ du malade ; elle doit être encore employée pour continuer à domicile un traitement dont l'action doit être longtemps entretenue.

Les réflexions qui précèdent appelleront l'attention sur des tendances dangereuses pour l'avenir de Vals et les feront éviter. Nous en avons pour garant les patriotiques préoccupations d'un grand nombre de propriétaires de sources exportées, et nous sommes persuadés qu'ils sortiront de leur silence habituel à l'endroit des ressources thérapeutiques de la station. Ils comprendront que cette constance à n'entretenir le public que de l'eau en bouteille, donne à penser que Vals, comme Saint-Galmier, Condillac, Bussang, etc., n'a pas d'Etablissements ; que les médecins et les malades éloignés ne peuvent deviner que Vals est une station complète, et qu'il jouit d'un climat assez tempéré pour permettre de prolonger les cures le plus souvent depuis avril jusque fin octobre, à ceux principalement dont l'état réclame l'intervention de l'eau minérale en boisson et des pratiques de l'hydrothérapie. Ils savent que l'infériorité de l'eau exportée comparée à l'eau bue sur les lieux ne se discute pas, et que c'est donner de cette dernière une notion fausse, que d'assimiler les résultats thérapeutiques possibles sur les lieux à ceux qui s'obtiennent au loin. Ils seront plus utiles à leur pays, aux malades et à leurs propres intérêts, en respectant toute la portée du vieil adage de F. Hoffmann :

Quo propius aqua bibitur a fonte, en efficacior; quo remotior, eo fit languidior.

Quelques lignes de renseignements généraux sur la constitution intérieure de notre station, ses moyens d'accès, sa topographie, ses nombreuses ressources médicales, ses commodités qu'elle offre aux étrangers, n'aggraveront pas sensiblement la somme des frais occasionnés par leur réclame ; le Prospectus de Vals y gagnera en considération, et les sources qu'il recommandera acquerront, par ce fait même, une juste préférence auprès des médecins et de leurs malades. Ainsi, deviendra intelligente, modérée et véridique la réclame de Vals; ainsi, se développeront parallèlement et en s'entr'aidant, les deux industries des Eaux exportées et des Eaux employées dans la station. Mais, pour que ce résultat soit complet, il faut que les plus intéressés au développement de cette dernière industrie, tous ceux qui, de près ou de loin, apportent leur concours sérieux, bénéficient de la présence des étrangers. Depuis plusieurs années, l'exemple a été donné isolément, il doit être suivi par les intéressés de quelque ordre qu'ils soient. A l'intérêt respectif de chacun, s'attache une part de devoir; l'exportateur ne doit pas contribuer seul à l'œuvre qui profite à tous. Tant que sa réclame reste dans les limites de la vérité, il ne doit rien aux autres. Il faut donc, par l'organisation d'une solidarité réciproque, concourir, tous réunis, vers ce grand but qui grandira encore nos Eaux minérales dans l'estime des praticiens et la reconnaissance des malades, à mesure qu'elles seront plus fréquentées.

Il est un autre fait, propre à jeter la défaveur sur nos Eaux, et que nous devons présenter sous son véritable jour. Le sol de Vals se trouve morcelé en une multitude de petites parcelles. Aussi, des quarante ou cinquante sources de la station, à peine cinq ou six réunies se trouvent entre les mains des mêmes propriétaires ou des mêmes Compagnies. La première conséquence de cette disposition, répétons-le, c'est la multiplicité des noms propres donnés aux sources respectives de chacun de ces propriétaires; et comme à un point de vue général de thérapeutique, ces sources s'équivalent, si on les compare à leurs congénères du même groupe ; une deuxième conséquence, c'est le droit d'attribuer, en toute équité, à une ou plusieurs sources voisines de groupe, une valeur médicatrice égale. Ainsi, se justifie le procédé qui peut paraître d'une sincérité douteuse aux médecins étrangers au régime hydrologique de Vals, et qui consiste à substituer des noms propres de sources les uns aux autres dans la même rédaction et dans les mêmes exposés nosologiques. Nous nous sommes expliqué ailleurs (voir Vals en 1868) sur la parfaite équité de ce procédé qui ne porte aucune atteinte aux droits des malades et qui s'impose à l'impartialité du médecin, dont le devoir est de concilier les exigences industrielles avec l'intérêt plus respectable encore des malades.

Ces considérations sur les intérêts multiples qui sont en jeu dans la station, expliquent pourquoi les noms propres de sources ont fait place, dans notre *Guide*, aux dénominations génériques d'*Eau minérale* du Ier, IIe, IIIe Groupe. Notre *Guide* étant une œuvre toute impersonnelle, nous avons dû prendre cette détermination pour lui conserver les attributs de la généralité la plus grande et la plus durable.

Le spécimen des analyses chimiques de nos Eaux qui sont soumises au lecteur, est suffisant pour lui faire connaître la nature et la variété graduée des agents thérapeutiques dont nous disposons. Un fastidieux tableau synoptique de toutes les sources connues ne prouverait pas plus de richesse et pourrait nuire à l'intelligence de l'exposition à laquelle nous allons nous livrer.

PREMIÈRE PARTIE

I

Ainsi que l'indique le titre de cet écrit, le but que nous nous proposons est de faire connaître aux praticiens sur quels résultats thérapeutiques ils peuvent approximativement compter en dirigeant leurs malades sur Vals.

La recherche d'un tel but comporte, d'une part, la connaissance des agents employés ; les sources minérales, les formes et conditions sous lesquelles elles sont administrées, leurs propriétés.

Il comporte, d'autre part, l'exposé sommaire des maladies que l'on traite à Vals et la connaissance des résultats thérapeutiques habituellement obtenus.

Avant d'aborder ces deux points de vue, nous allons placer sous les yeux du lecteur la note succincte que nous avons été appelé à rédiger pour servir à l'*Annuaire des eaux minérales de la France*. La brièveté qu'elle comportait aura l'avantage, nous l'espérons, de présenter, comme en un tableau d'ensemble, les traits saillants de la station de Vals, que nous développerons plus loin, en conservant à notre *Guide* les limites restreintes dont il ne doit pas sortir.

Note pour l'Annuaire des eaux minérales de la France.

Vals est un bourg du département de l'Ardèche, de deux mille âmes environ de population, longé du nord au sud par une rue spacieuse qui fait partie de la route départementale n° 1, de Barjac à Serrières.

Dans ces dernières années, la station de Vals s'est métamorphosée de fond en comble. De station du dernier ordre, elle s'est rapidement élevée au premier rang. Des capitaux considérables ont été dépensés pour assurer aux étrangers les ressources les plus variées du traitement le plus complet, l'installation la plus commode et la plus appropriée aux diverses exigences de ceux qui fréquentent Vals. A proprement parler, Vals est une station complète.

Le chemin de fer de Givors à Alais, embranchement de Vogué, dont l'exécution se poursuit avec activité, et qui sera livré avant l'ouverture de la saison thermale de 1876, placera Vals sur le parcours même de cette voie ferrée (station de Vogué). Jusqu'à ce moment, les voyageurs de Paris ou de Marseille doivent prendre leurs bulletins pour les stations de Privas ou Montélimart, où se trouvent des voitures de correspondance pour Vals.

Vals est à 240 mètres d'altitude. Il doit à l'abri que lui forment les montagnes environnantes, une douceur de climat remarquable. Sa position intermédiaire entre les stations méridionales et celles si nombreuses de la zône centrale de la France permet de suivre une cure efficace à Vals dès le mois d'avril jusques au milieu ou fin octobre (1).

Ces notions précieuses sur la constitution météorologique et climatologique du pays, se répandant de plus en plus, augmentent, chaque année, le nombre des baigneurs du printemps et de l'automne.

Les deux établissements de bains et d'hydrothérapie, très-complets, que possède la station, justi-

(1) Les malades d'avril doivent annoncer leur arrivée quelques jours à l'avance.

fient cette affluence, de plus en plus croissante. N'est-il pas raisonnable, en effet, que les traitements hydrothérapiques soient faits, de préférence, dans un lieu comme Vals, à climat tempéré, pourvu de nombreux hôtels, de sources minérales, si variées dans leurs compositions et dans leurs indications thérapeutiques ?

Ces conditions climatériques de Vals commencent encore à être mises à profit, dès la fin avril ou mai, par les malades , qui abandonnent les stations d'hiver pour gagner les régions du Nord, et *vice versa*, dès le mois de septembre, par ceux qui, du Nord, se rendant aux stations thermales, font parmi nous un séjour d'acclimatation salutaire, prévenant ainsi les accidents possibles, par une transition trop brusque, d'un climat à un autre.

La température du mois de septembre est la plus uniforme. C'est le plus beau mois de l'année. Généralement, le printemps, et surtout l'automne, offrent une longue sucession de beaux jours.

Même dans les jours les plus chauds, juillet et août, les habitants du Midi accourent à Vals pour y jouir de la fraîcheur relative de ses nuits et de ses ombrages.

De nombreux hôtels et des logements privés, où chacun s'installe à son gré, sont ouverts toute l'année. Plusieurs médecins sont à demeure fixe à Vals.

Ce court aperçu permettra aux médecins de donner leurs conseils en connaissance de cause.

Les Eaux de Vals ont une température de 12 à 17 degrés. Elles lui doivent de supporter les lointains transports avec le moins d'altération possible. Administrées à leur point d'émergence, elles lui doivent surtout leurs effets curatifs, si prononcés dans les maladies chroniques, qui sont très-généralement, comme chacun le sait, d'essence particulièrement atonique.

Classification des sources.

Toutes les sources minérales se rangent en trois *groupes* distincts et naturels, au point de vue chimique comme au point de vue thérapeutique :

1° Le *groupe* des eaux bi-carbonatées sodiques à minéralisation *forte* et *moyenne.*

De plus de 7 grammes à 3 grammes de bi-carbonate de soude. C'est l'expression la plus élevée du bi-carbonate de soude dans les eaux minérales.

2° Le *groupe* des eaux bi-carbonatées sodiques à minéralisation *faible* de 2 grammes à 1 400.

3° Le *groupe* des eaux arsenicales-ferrugineuses.

Il a deux représentants, les sources *Dominique* et *Saint-Louis*, toutes les deux sans analogie avec les précédentes.

A ces trois classes d'eaux minérales, de composition chimique si distincte, correspondent des indications et des propriétés thérapeutiques non moins constantes :

1° Le *groupe* des bi-carbonatées sodiques à minéralisation *forte* par ses proportions variées de fer, lithine, ses doses considérables de sels de soude, etc., permet une médication *altérante* et *fondante* énergique.

Par elles, s'obtiennent des effets profonds et durables sur l'organisme; qu'il faille redresser une déviation dans la grande fonction de la nutrition, diabète, obésité, calculs hépatiques ou néphrétiques ; dissiper des congestions habituelles, résoudre les empâtements , les obstructions, les états divers d'hyperhémie hépatique, splénique, mésentérique ou hémorrhoïdaire, utérine....., on peut compter sur la puissance de cette minéralisation considérable, si complexe à la fois et si bien définie.

Au point de vue chimique et thérapeutique, il n'existe pas dans la nature de sources plus identiques avec l'eau de Vichy que certaines des sources de ce groupe.

2° Le *groupe* des eaux bi-carbonatées sodiques à

minéralisation *faible*, grâce à ses petites proportions des mêmes sels : fer, soude, lithine... qui se trouvent en grandes quantités dans l'eau du premier groupe, s'adresse très-spécialement à la nombreuse classe des *dyspeptiques ;* comme Contrexeville ou Saint-Alban, aux graveleux. Les goutteux doivent les préférer aux bi-carbonatées sodiques *fortes* qui ne réussissent le plus souvent qu'à donner des résultats incendiaires.

Les complications névropathiques des maladies utérines, les accidents hystériformes primitifs ou consécutifs, c'est-à-dire, liés à certaines diathèses telles que la gravelle, réclament l'usage des eaux de ce groupe.

Outre la *médication* légèrement *excitante* et mieux la *médication tempérante* qui s'exerce par des doses moyennes de cette eau faible, on pratique avec succès une médication qui peut s'appeler *spoliative* ou *dépurative*, à l'aide des quantités énormes que l'organisme peut en recevoir sans danger. Dans ce cas, les hautes doses sollicitent plus directement les fonctions de la peau ou des reins.

3° Le *groupe* des eaux arsenicales ferrugineuses, par son abondante quantité de fer à l'état de sulfate et de silicate, par son arsenic..... constitue la *médication reconstituante* ; dans l'acception pure du mot, c'est la *médication reconstituante sans excitation.*

L'anémie essentielle ou consécutive à des influences délétères, la cachexie miasmatique, infection paludéenne, fièvre intermittente ; les états cachectiques, dernière expression de certaines diathèses, sont autant d'indications précieuses pour ces eaux qui sont, nous le répétons, essentiellement *toniques, reconstituantes, sans excitation.*

La constitution chimique et thérapeutique des eaux de Vals peut être résumée dans le tableau suivant :

1°	
Groupe des eaux bi-carbonatées à minéralisation sodique *forte* et *moyenne.* Bains et douches.	*Médication altérante, fondante, résolutive.*
Acide carbonique en douches, inhalations, etc.	*Médication modificatrice* des muqueuses pharyngienne, bronchique, oculaire, vaginale.
2°	
Groupe des eaux bi-carbonatées à minéralisation sodique *faible* (bains et douches).	*Médication tempérante spoliative* ou *dépurative.*
3°	
Groupe des eaux arsenicales ferrugineuses.	*Médication tonique reconstituante.*
Bains et boues. Arsénico ferrugineux de Saint-Louis.	*Médication toni-astringente anti-dartreuse* contre les fongosités, ulcérations chroniques cutanées, utérines..... Etats atoniques palpébraux.....

Établissement de bains et d'hydrothérapie.

Deux établissements, l'un de 80 baignoires, l'autre de 35, représentent l'installation balnéaire, qui pourrait suffire à une clientelle bien plus considérable que celle déjà bien importante qui se rend habituellement à Vals. Tous les deux sont pourvus d'appareils hydrothérapiques complets, situés dans des locaux affectés à chaque sexe.

L'eau minérale alcaline se rend dans les baignoires où elle est réchauffée par *coupage*, au moyen d'eau douce chaude. Le bain ainsi constitué serait, dans bien des cas, d'une alcalinité trop élevée ; aussi chaque baignoire est-elle pourvue d'un robinet spécial pour le mitiger.

Une installation à part permet d'administrer le bain de siége froid ou chaud, à eau courante ou dormante, avec ou sans injection vaginale; le bain arsénico-ferrugineux, dit bain de la source Saint-Louis, ou bain rouge à cause de l'énorme dépôt de poudre rouge impalpable qui est tenu en suspens et qui vient saupoudrer la surface cutanée du baigneur. Le bain arsénico-ferrugineux est administré dans des cabinets spéciaux également bien tenus.

Les douches sont administrées froides ou chaudes, sous toutes les formes, à des pressions de 10, 12 mètres. Leur outillage ne laisse rien à désirer. L'eau minérale ou l'eau douce les alimente à volonté.

D'un gazomètre où est recueilli l'acide carbonique qui se dégage naturellement et avec abondance de la grande source Alexandre, par un système de conduits qui permet d'administrer le gaz en douches, bains, injections, inhalations.

Suivait le tableau complet des analyses de toutes nos sources qu'un devoir d'impartialité nous obligeait à présenter. Nous avons dit pourquoi nous ne le reproduisons pas ici.

Nous devons appeler l'attention sur un corps nouveau, satellite de la soude et qui paraît jouir de propriétés plus spécialement fondantes, résolutives dans les calculs, la goutte, etc. Nous parlons de la *lithine*. La lithine se trouve en quantités très-notables dans nos Eaux, ainsi que l'indiquent les analyses ci-contre signalées depuis longtemps dans les Eaux de Vals. Elle a été dosée pour la première fois sur certaines de nos sources par M. Glénard, directeur de l'École de médecine de Lyon, professeur de chimie à la même École ; et peu de temps après sur certaines autres sources par M. l'ingénieur Lavigne, auquel Vals doit des travaux aussi savants que consciencieux.

Voici, par ordre de minéralisation, le dénombrement très-approximatif des sources minérales de Vals existant actuellement :

1er groupe : Vivaraise n° 9, — Marquise, — Constantine, — Philippine, — Madeleine, — Souveraine, — Vivaraise n° 7, — Camuse, — Désirée, — Précieuse, — Rigolette, — Chloëe, — Tourrette, — Vivaraise n° 5, — Sophie, — Victorine, — Juliette, — Vivaraise n° 3.

2e groupe : Vivaraise n° 1, — Saint-Pierre, — Convalescents, — Délicieuse n° 1, — Impératrice, — Pauline, — Marthe, — Saint-Jean, — Reine, — Marie-Hortense, — Saint-Vincent-de-Paul, — Georgette.

3e groupe : Dominique, — Saint-Louis.

Un tel dénombrement n'a rien de définitif. Des sources sont actuellement à l'analyse qui sont équivalentes à leurs voisines, d'autres subissent des captages encore meilleurs.....

Tableau présentant, comme spécimen de la minéralisation variée des Eaux de Vals, quelques analyses de sources prises parmi les plus minéralisées et les moins minéralisées de chaque groupe.

Le lecteur suppléera facilement, par la pensée, les minéralisations intermédiaires.

	1er GROUPE MINÉRALISATION forte et moyenne.		2e GROUPE MINÉRALISATION faible.	
Bi-carbonate de soude...	7.2237	3.1735	0.0446	0.895
— de potasse	0.2100	0.0140	0.0655	0.»
— chaux........ ..	0.2915	0.1580	0 1414	0.069
— magnésie........	0.2584	0.1286	0.1030	0.029
— lithine	0.0190	0..200	0.0110	traces
— fer et manganèse..	0.0220	0.0048	0.0121	0.006
Sulfate de soude........	0.0314	0.0177	0.0509	0.067
— de potasse.......	0.0422	0.0210	0.010)	0.»
Chlorure de sodium.....	0.0916	0.1100	0.0826	0.286
— de potassium.....	0.1156	0.1400	0.0	0.032
Silice.................	0.1022	0.0700	0.0300	0.016
Acide carbonique libre ..	1.4343	1.6011	0.3651	1.860

3e GROUPE

MINÉRALISATION ARSENICO-FERRUGINEUSE

Silicate de protoxide de fer	0.00629	Ensemble silicate-alcalino-terreux.	0.03773
— d'alumine........	0.01466		
— de chaux	0.00570		
— de magnésie......	0.00513		
— de soude.........	0.00595		
Sulfate de protoxide de fer	0.12470		0.12470
Chlorure d'aluminium. ..	0.01970		0.01990
Arsenites de soude	0.00350		0.00350
Bi-carbonate de chaux...	0.13500	Ensemble bi-carbonate terreux.	0.14560
— de magnésie......	0.01060		
— de soude..... ...	0.18200	bi-carbonate alcalin.	0.21690
— de potasse	0.03490		
Phosphates alcalins.....	indiqués		
Iodures	*idem*		
Acide sulfureux	traces		
— carbonique libre ..	*id.*		
Matières organiques.....	*id.*		
Total sur un litre..	0.54813		0.54813

II

PROPRIÉTÉS PHYSIQUES DES SOURCES DES TROIS GROUPES

Les sources qui nous occupent sont limpides et froides. Ces deux propriétés s'appliquent à l'eau des trois groupes, considérée à son point d'émergence.

Cette température froide, qui varie de 13 à 17 degrés centigrades, selon les sources, est-elle une qualité ou un défaut?

L'importance de la réponse nous oblige à une digression que nous nous efforcerons de rendre courte en prenant pour terme de comparaison et pour objectif les eaux de Vichy, qui sont congénères aux bi-carbonatées sodiques fortes de Vals.

Les maladies chroniques qui sont habituellement traitées à Vals ont leur principal siége dans les organes sous-diaphragmatiques. Ce sont des maladies d'essence atonique. Pour les individus qui en sont atteints, la fraîcheur de la boisson, envisagée dans sa manière d'influencer le sens du goût, est très-généralement une qualité plutôt qu'un défaut.

Il est rare de rencontrer des malades auxquels déplaise cette fraîcheur.

Le goût piquant, acidulé des eaux des deux premiers groupes, dû à leur sursaturation d'acide carbonique, rend donc leur ingestion plus agréable que celle des eaux bi-carbonatées sodiques thermales qui rappellent le goût de *bouillon de veau non salé*, selon l'expression d'un de mes confrères de Vichy. Enfin, la cure de Vals se faisant principalement pendant les chaleurs de l'été, c'est une raison de plus aux malades pour préférer les sources fraîches. Or, administrer le remède et flatter le goût en même temps, n'est-ce point un premier avantage?

Dans les affections atoniques, et cette classe compte pour plus des neuf dixièmes dans la clientèle ds Vals, l'excitation, due à la basse température, indépendamment de toute minéralisation, a pour spécialité de réveiller plus rapidement l'appétit. Le retour de l'appétit n'est-il pas le commencement de toutes les guérisons (1)?

Jusques vers 1866-67, les meilleurs ouvrages publiés sur les eaux de Vichy restent muets

(1) Morborum fere omnium causa est stomachi infirmitas. (BENEDETTI).

touchant la prééminence de l'eau thermale sur l'eau froide. A cette date, aucun des bons esprits qui s'occupent de Vichy n'a la pensée de classer ses sources en froides et thermales. N'est-on pas fondé à penser qu'aucune donnée thérapeutique de quelque valeur ne portait à faire une telle distinction?

La suprématie de la *thermalité* dans les bi-carbonatées sodiques en boisson, car à Vichy comme à Vals, l'eau pour bains est chauffée par son coupage avec de l'eau douce ; cette suprématie a été érigée en dogme depuis peu de temps : le premier parallèle de l'eau *thermale* alcaline avec l'eau *froide* alcaline date de la discussion qui s'éleva en 1866-67, sur la prééminence des eaux de Vichy ou de Vals. La question fut reprise et portée à la Société d'hydrologie, à l'occasion des fouilles, à résultat douteux alors, qui étaient poursuivies dans le but de retrouver la source des Célestins. On sait dans le monde entier que cette fondatrice de la réputation de Vichy est *froide*. Comme consolation anticipée de la perte possible de cette source précieuse, peu soucieux, d'autre part, du discrédit qui rejaillirait sur ses congénères de Vals et d'autres lieux, des praticiens de Vichy, dont le nom est une autorité en hydrologie, sacrifiant l'antique et légitime réputation de leurs sources *froides*, leur ont adressé mille reproches. Ils les ont accusées d'être *lourdes* à l'estomac...... Comme si les nausées et le dégoût déterminés par leur eau thermale n'étaient pas plus communs et ne méritaient pas un reproche plus sévère.

Ils ont appelé eaux de *premier ordre* celles qui sont chaudes, parce qu'elles sont *chaudes* et qu'elles sont *plus rapprochées de leur origine*..... Il nous semblerait plus juste d'appeler eaux *de premier ordre* les eaux qui ont, commes celles de Vals, une composition tranchée et définie, une minéralisation notable, par conséquent, capables d'une série d'effets thérapeutiques constants, impressionnant l'organisme, selon certaines règles, sans dévier de leur ligne d'action.

Mais prendre, pour assigner un *ordre* à une eau minérale, un accident d'effet inconnu, tel que la thermalité, c'est vouloir revenir aux préjugés anciens et faire revivre des fictions à jamais éteintes sous le contrôle de l'expérimentation moderne.

Nous ne méconnaissons pas, par ces mots, la valeur de la *thermalité*, nous ne la mettons pas en doute. Nous voulons seulement conserver aux faits leur position respective : la *thermalité* conserve à la grande classe des eaux chaudes leur individualité, comme la *fraîcheur* la conserve à une autre. Entre ces deux accidents, *thermalité* et *fraîcheur*, entre ces deux habitus hydrologiques, il ne reste aucune place à un titre quelconque donnant droit à la prééminence. Ces accidents ne sont rien, l'un par rapport à l'autre. Pougues, Contrexeville, Vals..... sont des eaux de *premier ordre*, parce qu'elles soulagent ou guérissent constamment dans une ou plusieurs classes de maladies déterminées. Toutes les eaux, froides ou chaudes, qui remplissent ces conditions, sont des eaux de *premier ordre.*

La *thermalité*, disent encore les médecins de Vichy, *suppose une intégrité effective du médicament que l'on ne saurait reconnaître dans les eaux froides, il faut dire dans les eaux refroidies.* (Durand-Fardel).

En présence d'un argument qui tranche si légèrement la question, cependant bien obscure encore, de l'origine et de la formation des eaux minérales, il est permis de répondre avec non moins d'autorité que la *thermalité* n'est qu'une vertu de convention ; que l'eau *thermale*, par cela même qu'elle est plus rapprochée de son *origine*, qu'elle n'est pas *refroidie*..... est un avorton échappé trop tôt du sein de sa mère, qu'elle est seulement le premier degré, l'ébauche modeste de l'eau minérale *froide*, qu'il lui faut se *refroidir* dans les entrailles de la terre pour acquérir sa maturité, le *fini* qui en fait un être à *terme*, ou ayant atteint tout son développement, doué de toute sa valeur.

Résumons : Les eaux bi-carbonatées sodiques de Vals sont de *premier ordre* par leur composition chimique constante et par la constance des effets thérapeutiques qu'elles produisent depuis des siècles.

Sans parler de ses eaux *arsenicales-ferrugineuses,* Vals, par la seule graduation des principes minéralisateurs de ses bi-carbonatées sodiques *fortes* et *faibles*, a sur Vichy l'avantage de répondre à un nombre bien plus considérable d'indications, la thermalité restant dans l'immense majorité des maladies traitées à Vichy, plutôt un défaut qu'un avantage.

III

PROPRIÉTÉS PHYSIOLOGIQUES ET THÉRAPEUTIQUES DES SOURCES MINÉRALES DU 1er GROUPE.

(Bi-carbonatées à minéralisation forte et moyenne)

C'est dans les sources de ces groupes que réside la puissance alcaline dans sa plus haute expression ; c'est là aussi que gît l'activité thérapeutique la plus grande.

Avec l'excès d'acide carbonique qui maintient l'énorme dose de carbonate de soude à l'état de bi-carbonate et les rend d'une digestion facile, se rencontrent en grand nombre des éléments qui jouent le rôle de correctifs et d'adjuvants : sels de potasse, de chaux, de magnésie, de lithine, de manganèse, chlorure de sodium, sulfates, silicates, acide borique, iodures alcalins, arsenic, matières organiques. Nous ne nous livrons pas à ce dénombrement pour faire jouer un rôle isolé à chacun de ses corps, mais pour montrer quelle riche diversité de minéralisation possèdent ces sources et leur droit à être classées les premières parmi les bi-carbonates sodiques, et cependant elles sont légères, on peut en ingérer des quantités considérables. J'ai cité dans mon *Traité des Eaux de Vals*, des exemples surprenants de la réceptivité prodigieuse de l'estomac et de tout l'organisme pour ces eaux. C'est surtout aux sources de ce groupe que doivent être rapportées les guérisons des tumeurs de la rate et des autres viscères abdominaux, des maladies du foie, des calculs hépathiques ou vésicaux, guérisons que signalent tous les auteurs.

Contrairement aux sources du deuxième groupe qui peuvent être administrées en grandes quantités à titre de *lavage* ou de *rinçage*, comme à Contrexeville, et suivant une méthode que nous avons appelée *spoliatrice* ou *dépurative* ; les sources du premier groupe doivent être employées plus modérément par leur minéralisation supérieure à tout autre, elles influent plus intimement l'organisme. Faut-il provoquer des effets profonds, combattre une diathèse invétérée, seconder les tentatives désespérées que réclame une affection grave, hypertrophie d'un organe abdominal, maladies chroniques de l'estomac, de la vessie..... Ces eaux trouvent leur application toutes les fois qu'en présence d'une de ces affections à pronostic fâcheux, le médecin craint plutôt de ne pouvoir arriver au but que de le dépasser.

Heureusement, l'enjeu n'est pas toujours aussi sérieux : on cherche plus souvent dans un traitement plus anodin à conjurer sans crise, sans fatigue, certains accidents menaçants. C'est du sable urique avec ou sans coliques néphrétiques, c'est un embarras dans les digestions tenant à une obstruction hépatique, un dérangement dans les fonctions intestinales, consécutif, et ici, des doses modérées de nos eaux fortement minéralisées trouvent un emploi fréquemment utile, leur excitation en réveillant la vie, en chassant la torpeur des organes en imprimant à l'économie entière une vitalité nouvelle, révolutionne les états dans lesquels les forces vives sont tenues frappées d'inertie. Elles rompent cet équilibre morbide en vertu duquel tout languit. Il suffit qu'un seul de ces organes soit plus directement influencé pour que le jeu de tous les autres s'en suive plus actif, plus normal. C'est cet effet des eaux complexe ou simple selon le point de vue auquel on se place qui a dicté ce mot si juste de Bordeu : « Les Eaux frappent à toutes les portes. » Ainsi font les eaux de Vals : que l'engorgement, l'hyperhémie, l'obstruction, la congestion et, le mot ne fait rien à la chose, siége dans tel ou tel organe abdominal (engorgement hémorrhoïdaire, paresse de la circulation, pléthore abdominale), les bi-carbonatées de Vals et les fortement minéralisées, sauf contre-indications particulières, sont indiquées et utilement employées. Les expressions d'eaux *apéritives, fondantes, résolutives* représentent justement les capacités thérapeutiques.

Envisagées dans leur ensemble, les sources des deux premiers groupes se servent mutuellement de correctifs et d'adjuvants. Rarement un malade complète sa cure avec l'eau d'un même groupe ; il la commence et la finit dans des conditions franchement distincte.

Si l'usage même prolongé des sources à minéralisation faible peut être considéré comme généralement inoffensif, en est-il de même des sources à minéralisation forte? Nous ne le pensons pas. L'action intime de ces dernières est susceptible de trop de bien pour qu'il n'existe pas à côté le mal corrélatif. Chaque saison, nous assistons à des exemples frappants de la perturbation fâcheuse qui peut naître de l'administration inopportune ou trop prolongée des bi-carbonatées fortes contre les évolutions naturelles ou contre les libres manifestations diathésiques d'une affection ancienne. Déjà nous avons appelé l'attention sur ce point dans notre *Vals en* 1868. Les résultats que nous venons de signaler et qu'il faut attribuer à l'intervention intempestive des bi-carbonatées fortes dans certaines affections dont l'évolution naturelle doit être respectée, ont été mis à tort sur le compte de la cachexie alcaline. Prise dans le sens qui lui est attribué, cette désignation d'un accident fâcheux ne peut exister à Vals où la minéralisation des sources est si heureusement pondèrée par les adjuvants et les correctifs que nous avons énumérés plus haut.

Ces réflexions ne font rien perdre de leur valeur aux bi-carbonatées *fortes;* elles en disciplinent seulement l'usage pour les rendre plus salutaires.

En résumé, il ne faut pas perdre de vue que les sources à minéralisation forte et faible s'entr'aident et se complètent.

IV

PROPRIÉTÉS PHYSIOLOGIQUES ET THÉRAPEUTIQUES DES SOURCES DU 2e GROUPE

(Bi-carbonatées à minéralisation faible).

Les sources à minéralisation faible conviennent mieux à l'instabilité de l'organisme, elles procèdent moins énergiquement, mais aussi moins violemment que les autres; elles sont plus inoffensives.

Les Eaux minérales s'adressant exclusivement aux maladies chroniques doivent fréquemment être employées pendant une durée fort longue. Or, les bi-carbonatées faibles se prètent merveilleusement à cet usage. Avec les sources fortes, le praticien recherche un effet d'excitation générale qui rompe violemment, s'il le faut, avec les habitudes vicieuses, pour ainsi dire, contractées par les organes ; il recherche un effet altérant, profond, intime. Une cure, deux au plus, c'est-à-dire, vingt-cinq, ou quarante jours par an suffisent pour ce but ; une fois atteinte la mise en marche des rouages organiques, il s'abstient prudemment, il laisse à la nature le soin de régler ses pas, ses étapes. C'est alors que survient l'indication des sources faibles. Elles favorisent, dans ces cas, les effets primordiaux des sources fortes, comme elles ont permis de compter sur leur efficacité par leur emploi initial avant de recourir aux plus actives. Aussi, les sources de ce groupe sont elles la première étape du malade. C'est par elles qu'il tâte sa réceptivité organique et qu'il se familiarise avec des agents qu'il va connaître dans toute leur force.

La minéralisation des sources faibles, aussi variée, aussi complète que celle des sources fortes est, dans toute l'acception du mot, l'adjuvant et le correctif des bi-carbonatées fortes. C'est au tact du médecin à tirer parti de cette heureuse disposition de la station.

Rappelons encore cette conséquence de leur faible minéralisation pour effectuer des traitements spoliateurs, dépuratifs, selon les indications. Un estomac ordinaire peut, en effet, en ingérer, sans inconvénient, vingt-cinq, trente verres par jour. Que l'on juge de l'action d'un tel torrent sur les organes urinaires et sur les organes excréteurs de la peau.

D'une limpidité irréprochable, sursaturées d'acide carbonique, et grâce à une heureuse combinaison de leurs principes intimes, les sources faibles constituent une boisson des plus agréables et un médicament à la portée des organisations les plus frêles et les plus délicates. Cette eau se recommande par des propriétés égales à l'hygiéniste et au médecin. C'est dans ce groupe que le médecin choisit son eau de table (1), soit qu'il veuille combattre la maladie encore en incubation, la prévenir; soit qu'il faille lutter non-seulement sans répugnance, mais même avec attrait, de la part du malade, contre le mal présent. Autant et plus même que pour les sources fortes, le praticien de Vals doit connaître la spécialisation particulière de chaque source de ce groupe.

D'une manière générale, les sources de ce groupe sont équivalentes ; cependant, quel médecin ne fera pas bénéficier son malade, selon les cas, ici d'une plus grande proportion de fer, là, de lithine, ailleurs d'une température plus ou moins élevée, d'une proportion d'acide carbonique qui varie dans l'une ou dans l'autre?.....

Ainsi que nous l'avons dit, la catégorie des

---

(1) Les sources faibles de Vals sont servies gratuitement sur toutes les tables d'hôtels. Excellente habitude qui de mande rarement à être modifiée.

sources faibles étant celle à laquelle le malade s'adresse en premier lieu, est aussi celle à laquelle la première et la plus grande part d'éloges est adressée. La digestion du dyspeptique devient facile. De somnolent et lourd qu'il était, il passe à la joie et à cette expression heureuse de l'âme que connaissent bien ceux qui ont eu à supporter les idées tristes inséparables d'une digestion habituellement pénible. Quelques retours agréables d'acide carbonique viennent rappeler, par intervalle, à quel agent est dû le bien-être nouveau.

Devant le stimulant qui ne peut être apprécié qu'à son propre point d'émergence, disparaissent les flatulences, les borborygmes, rapports nidoreux, aigreurs, vertiges, incertitudes de tête, baillements, sueurs, bouffées de chaleur, cortége si commun dans les états dyspeptiques nerveux.

Les urines plus fréquentes sont plus limpides, plus abondantes, peu à peu, conséquence des digestions améliorées. Les troubles intestinaux, *constipation, alternative de diarrhée*, se suppriment et font place à l'état normal. Ainsi sont rendus à la vie sociale, parfois à de grands et utiles devoirs, des hommes que des digestions simplement pénibles tenaient éloignés de toute occupation sérieuse. Ainsi disparaissent devant l'apport d'éléments réparateurs dus au retour de l'appétit, les débilités générales liées à des altérations fonctionnelles, même organiques, comme la *leucorrhée* venant d'une atonie locale ou générale, la *métrorrhagie*, la *spermuatorrhée* trop répétée et toutes les maladies qui devenant tour à tour cause et effet forment un cercle vicieux infranchissable par les moyens ordinaires et seulement ouvert aux modificateurs généraux dont nos Eaux et les pratiques qui en découlent sont le type le plus puissant.

V

PROPRIÉTÉS PHYSIOLOGIQUES ET THÉRAPEUTIQUES DES SOURCES ARSÉNICO-FERRUGINEUSES, 3e GROUPE.

Ce groupe a pour uniques représentants les deux sources Dominique et Saint-Louis.

Depuis l'année 1861, date de la communication de nos *Etudes sur la source Dominique* à l'Académie de médecine, *Etudes* qui furent récompensées par ce corps savant et que nous publiâmes en 1862, nous avons eu la satisfaction de voir, bien des fois, nos confrères sanctionner les résultats de nos recherches de cette époque et les reproduire dans des publications diverses, sans modifications sensibles.

Les sources arsénico-ferrugineuses de Vals n'ont aucune analogie avec leurs voisines employées en bains ou en boisson ; elles constituent une médication à part.

Seule, sans le secours d'aucune des autres sources, l'eau arsénico-ferrugineuse suffirait aux exigences d'un établissement considérable, tant est vaste le champ de ses indications. Les propriétés qui la distinguent sont justifiées par sa composition étrange. Notablement arsénicale, très-ferrugineuse, c'est une eau essentiellement *tonique*, *reconstituante, fébrifuge*. Elle est *sédative* parce qu'elle remonte l'organisme sans crise, sans fatigue, sans lui imposer les mouvements d'excitation des eaux bi-carbonatées *fortes*, mouvements toujours capables de dépasser le but, si leur administration n'est minutieusement surveillée. Cette eau est sédative par absence d'excitation et non par une vertu intrinsèque.

Plus encore que les bi-carbonatées, elle est capable des effets les plus profonds. Jusqu'à un certain point, ses effets se font sentir d'autant plus vivement que la maladie a fait de plus grands ravages. Quand il se présente à notre consultation un malade atteint d'une de ces cachexies paludéennes qui ont réduit le malade à l'état de cadavre, au teint terreux, à la décoloration générale des muqueuses, à la bouffisure de tout le système cellulo-adipeux, avec des retours irréguliers d'accès de fièvre, nous avons l'espoir plus grand de le guérir que si les apparences sont meilleures, si en un mot, ces retours périodiques d'accès de fièvre ne sont accompagnés d'aucun autre désordre dans la santé générale.

L'eau arsénico-ferrugineuse s'applique à tout état névropathique. Elle est généralement fort bien supportée ; elle réussit dans les états cachexiques, résultat de l'évolution naturelle d'une affection diathésique, ancienne goutte, gravelle, diabète ; elle est utile encore pour combattre les effets produits par ces perturbations intempestives qui ont été opposées aux libres manifestations de ces affections.

Bien des eaux contiennent du fer et de l'arsenic ; mais les corps sont, en général, accompagnés d'autres principes peu actifs et qui, par leur abondance relativement considérable, jouent le rôle de correctifs. De nos eaux du troisième groupe, au contraire, enlevez l'arsenic et le fer, il ne reste presque plus rien d'actif, si ce n'est une proportion relativement notable de sel calcique, qui explique l'effet tempérant de cette eau sur l'estomac, et la facilité avec laquelle elle est supportée malgré sa grande dose de sels de fer.

Si l'isolement des principes actifs, dont nous parlons, n'influençait pas pour la développer d'une certaine façon leur force thérapeutique, on ne comprendrait pas les résultats surprenants qui s'obtiennent journellement.

Voici, en deux mots, les principales indications de l'eau arsénico-ferrugineuse de Vals : Il faut l'administrer toutes les fois qu'il se présente une certaine périodicité chronique et rebelle aux anti-périodiques usuels. Il faut l'administrer encore toutes les fois que l'on veut tonifier sans exciter, dans ces débilités profondes, les constitutions épuisées, dans les états où tous les organes souffrent, languissent, où chaque système fonctionnant, pour ainsi dire, isolément, va sans rhythme, sans mesure, où tout équilibre est rompu. C'est dans ces sortes de souverainetés acquises par tel ou tel système organique au détriment de tel ou tel autre, que l'on observe les prédominances si propres à tromper le médecin, prédominance gastrique, céphalique, thoraciques, troubles névropathiques à chaque digestion, dyspnée, toux convulsive, susceptibilité nerveuse générale exagérée, tous symptômes variés simulant une maladie organique.

VI

CONTRE-INDICATIONS A L'EMPLOI DES EAUX MINÉRALES DES TROIS GROUPES

Le chapitre des contre-indications réclamerait une place aussi grande que celui des indications, s'il ne fallait pas compter sur le tact du médecin qui institue le traitement.

A priori, doivent être écartées toutes les maladies pyrétiques et celles qui ont pour siége les organes thoraciques. Telles sont les données de l'expérience; mais ces propositions sont à la fois trop absolues et trop restreintes.

Ainsi, l'état fébrile qui accompagne la fièvre typhoïde, ainsi, l'état de fièvre sub-aiguë d'un catarrhe bronchique ne contre-indiquent point formellement les eaux à minéralisation faible; on les administre utilement seules ou coupées avec lait, bouillon, sirop.

Ainsi encore, certaines organisations à peau chaude, pouls vif, accéléré, œil luisant, fatigues d'insomnie, d'inappétence, peuvent voir le calme revenir par quelques faibles doses de ces eaux.

Leur excitation n'est pas assez permanente, ni assez considérable pour qu'elles fassent passer à un état de suracuité permanente l'inflammation primitive.

C'est au médecin à surveiller l'administration des premières doses et à interpréter sagement leurs effets. A lui de rechercher si la maladie d'un organe n'est pas trop rapprochée de son début; la maladie aiguë, le plus fréquemment, dès le commencement peut demander des délais indéterminés, trois mois, six mois et plus avant de devenir utilement tributaire des eaux. *Vice-versà* dans une maladie apyrétique et chronique d'emblée, l'intervention immédiate est indiquée.

Les maladies comprises dans la même désignation, elles-mêmes, sont de vrais Protées en face des agents médicamenteux; dans les entérites, dans les cystites catarrhales ou non, par exemple, il est impossible de dire *à priori* si l'intervention de l'eau minérale réussira et quelle espèce d'eau sera la meilleure. Il faut tâtonner, surveiller attentivement. Le médecin, qui sait le mieux interpréter les renseignements fournis par le malade, obtient les meilleurs effets. Toute idée théorique doit s'effacer dans les rapports du médicament avec la maladie; il en est de même pour toutes les maladies tributaires des eaux. Celles de l'estomac, principalement, ménagent des surprises de chaque instant. Que de fois une minéralisation forte est supportée alors que l'on aurait à peine osé prescrire des doses fractionnées des sources faibles.

On comprend combien les malades profitent de la variété de nos eaux. Il paraît oiseux de recommander la suspension de tout traitement quand il se présente de l'aggravation, et cependant, combien de fois, à une époque de recrudescence succède la guérison; combien de fois n'est-on pas réduit à provoquer une franche irritation substitutive pour avoir raison du travail morbide établi sur certains organes? A chaque saison nouvelle, nous voyons revenir, très-satisfaits de la cure de l'année précédente, des malades dont nous avions estimé l'état incontestablement aggravés au départ.

Un autre ordre de contre-indications se présente au praticien : celui-ci est moins terre à terre, il ne réclame pas aussi minutieusement l'attention; il s'adresse à l'ensemble des connaissances du médecin pour tout ce qui concerne le malade; je veux parler de l'opportunité du traitement.

Quand arrive à Vals un malade affecté de manifestations d'une goutte régulière, d'une gravelle rare et indolente, d'une glucosurie intermittente ou continue, sans épuisement sensible de l'organisme, de manifestations simplement incommodes d'herpétisme..... le malade est trop souvent enclin à réclamer un traitement énergique. Il faut savoir le faire user de nos sources faibles et instituer pour lui le traitement inoffensif qüe nous avons nommé spoliateur, dépuratif.

Nous voyons fréquemment des victimes manifestes de cet empressement à combattre jusqu'au moindre petit désordre apparent. Lutter contre une goutte régulière, contre l'émission de quelques sables, de quelques atomes de sucre quand l'état général se maintient bon, est un danger à connaître. Les sources fortes doivent être mises de côté. Il faut préférer les minéralisations faibles ou moyennes, qui sont incapables des perturbations profondes déjà mentionnées. Combien d'accidents graves, consécutifs à une cure, n'ont pas d'autre cause qu'un traitement intempestif?

Les minéralisations faibles rendent des services notables. Avec elles, rien de violent, aucune métastase perturbatrice, aucun déplacement brusque sur des organes nobles à redouter. Aiguiser l'appétit, provoquer une miction plus abondante, une activité nouvelle chez les organes préposés à la nutrition, une excitation salutaire à la peau, telle est la résultante innocente des effets d'une faible minéralisation.

Jusqu'ici, nous n'avons eu à la pensée que les

contre-indications inhérentes aux bi-carbonatées sodiques ; celles des eaux arsenico-ferrugineuses peuvent être passées sous silence. Elles rentrent dans les conditions de toute thérapeutique générale. Il est évident, par exemple, qu'on n'ira pas les prescrire à un malade de constitution forte, de tempérament pléthorique, sanguin.

Nous passerons, pour le même motif, sous silence, les contre-indications ayant trait à la partie du traitement qui se fait par les moyens externes.

VII

DES BAINS DE VALS

Bain alcalin. — Bain et boues arsenico-ferrugineuses. — Usages externes de l'acide carbonique. — Hydrothérapie.

Propriétés physiologiques et thérapeutiques.

Ni les considérations générales sur le bainsimple, ni les discussions touchant les causes de son efficacité ne trouvent leur place ici.

Bain alcalin.

Le bain alcalin de Vals (établissements Laforêt et Mathon) est formé, comme celui, de Vichy : par *coupage :* deux robinets amènent dans des baignoires spacieuses, l'un, de l'eau douce chauffée ; l'autre l'eau minérale froide ; un troisième robinet permet d'élever ou d'abaisser la température du mélange.

Le bain alcalin est administré généralement à la température de 30 à 32° centigrades, sauf prescription particulière. Sa durée varie de vingt-cinq à soixante et dix minutes.

En admettant qu'il entre dans sa composition cent quatre-vingts à deux cents litres d'eau minérale, le bain se trouve contenir de cinq cents à huit cents grammes de bi-carbonates alcalins dissous, proportion considérable qui veut être souvent mitigée.

De l'effet du bain alcalin.

Il ne faut voir dans l'effet du bain alcalin de Vals qu'un mode de traitement général. Il faut considérer la peau comme un organe dont les fonctions ont un retentissement considérable sur l'économie entière, qui préside à l'équilibre de tous les autres organes, et un organe, enfin, capable d'apporter le trouble ou la régularité dans les fonctions digestives, selon qu'il est bien ou mal influencé.

Le bain alcalin de Vals est très-bien constitué pour débarrasser la peau des écailles épidermiques, et surtout des matières grasses onctueuses qui la recouvrent de partout; il opère une lixiviation immédiate. C'est le premier sentiment de bien-être qu'éprouve le baigneur.

En général, le bain alcalin tempéré n'affaiblit pas. Il découvre, au contraire, des forces jusques-là cachées. L'énergie est accrue , la force musculaire développée. Cet effet du bain est d'une promptitude remarquable sur certaines constitutions à fibre molle.

L'effet du bain de Vals est parallèle à celui du bain de mer, mais dans un ordre moins accentué ; il y a entre eux analogie d'action. La peau, au lieu de devenir dans le bain de Vals rouge, injectée, chaude, n'éprouve les changements que dans les premiers moments de l'immersion. Après un intervalle de trente ou quarante minutes, par exemple, elle devient froide, crispée, blafarde. Aussi, le baigneur doit-il, au sortir du bain, aller courir au soleil pour amener la *réaction*. Cette manière d'administrer les bains nous a, depuis longtemps, paru la meilleure.

Ces effets primitifs et consécutifs étant connus, il devient inutile d'énumérer à des médecins, pour lesquels nous écrivons, les cas dans lesquels il convient de déroger à la pratique usuelle.

Cette assimilation de l'une des actions du bain alcalin de Vals à celle du bain de mer nous permet de comprendre les bons résultats obtenus ici sur certaines dermatoses dépendantes d'un état atonique de la peau.

DU BAIN ARSENICO-FERRUGINEUX.

(Dit bain rouge).

Propriétés physiologiques et thérapeutiques.

Les différences thérapeutiques que nous avons signalées entre les eaux bi-carbonatées sodiques et les arsenico-ferrugineuses prises à l'intérieur existent encore plus entre les deux espèces d'eaux employées en bains.

Limpide à son point d'émergence, l'eau arsenico-ferrugineuse, quoique chauffée rapidement par son mélange avec une petite quantité d'eau douce chaude, ne tarde pas à prendre une couleur d'ocre foncée. Plongé dans la baignoire, le corps du malade, les divers points secrétants qu'il peut présenter reçoivent cette poudre impalpable qui se précipite de partout ; il est littéralement saupoudré de ce dépôt abondant. Or, quel est ce dépôt, quelle est son abondance ? Les chimistes nous répondent qu'il a pour véhicule une eau acidulée par l'acide sulfurique libre ; que cette poudre est composée de sels abondants de fer, d'arsenic, de silicates divers, etc., plus de cent grammes par baignoires.

Le bain arsenico-ferrugineux ne provoque point les phénomènes réactionnels que nous venons de reconnaître au bain alcalin. Si ce dernier, par son acide carbonique libre et sa minéralisation alcaline, influence la peau directement en augmentant la circulation capillaire, s'il détermine de la rougeur, et, plus tard, l'expansion périphérique qui suit la concentration centripète des premiers instants, avec le bain arsenico-ferrugineux, rien de pareil. Une sédation, la sédation du bain tiède est l'ordinaire. En même temps, une sensation constante de raffermissement, de tonicité évidente sur l'ensemble des forces, décèlent une première propriété du bain rouge, celle d'être toni-sédatif. L'évidence de ces effets est telle que, depuis que nous les avons signalés, au début de l'installation de ce bain, vers 1867, ils ont été reconnus par ceux de nos confrères qui ont eu à s'en occuper.

Des malades à organisation névropathique, principal apanage du sexe féminin, que la moindre alcalinité du bain surexcite et prive de sommeil, recouvrent le calme et, avec lui, les forces dans le bain rouge.

D'autres, au contraire, qui se trouvent prostrés, accablés de lassitude par le bain d'eau douce ordinaire et par le bain alcalin, prennent, non seulement impunément, mais avec fruit, de longues séries de bains arsenico-ferrugineux.

En résumé, le bain rouge de Vals convient aux

organisations frêles, épuisées avec l'éréthisme nerveux, qui rend si fréquemment inapplicables les autres moyens externes.

A cette action générale se joint une action tonique, astringente, locale, sur les muqueuses vaginale, utérine, uréthrale et sur le derme dénudé. Nous en parlerons plus longuement dans la partie clinique de notre travail.

Boue arsenico-ferrugineuse.

Exposée à l'air, l'eau de 3e groupe laisse déposer dans les récipients et dans les conduits une poudre impalpable à l'état de boue. En applications externes, cette boue est capable de pousser à la cicatrisation des ulcérations demeurées rebelles à une foule de moyens. Mêmes effets sur les muqueuses, en injections vaginales, uréthrales et applications palpébrales.

Gaz acide carbonique.

(Usage externe).

Dans un local de l'établissement Laforêt, contigu à celui du bain rouge et de l'hydrothérapie, se rend l'acide carbonique, pour y être employé en inhalations, bains, douches, injections..... pharyngiennes, vaginales, auriculaires, œillères....

Ce gaz, fourni en abondance par la grande source Alexandre, est reçu dans un gazomètre, d'où son écoulement a lieu sous une pression qui varie selon les indications à remplir.

Le traitement par l'acide carbonique a élargi encore le cercle de la thérapeutique de Vals. Dans bien des cas, il est le succédané de l'eau de la source Saint-Louis, source qui alimente les bains arsenico-ferrugineux. Nous ne voulons pas entrer dans les détails d'application de l'acide carbonique. Ils sont à Vals ce qu'ils sont partout ailleurs ; nous tenons, cependant, à faire remarquer que le médecin est heureux de pouvoir disposer de cet agent dans certains troubles des voies respiratoires, toux spasmodique, aphonie par fatigue de la voix, par défaut de tonicité, par irritation chronique des cordes vocales, dans l'asthme, etc.

Les dyspeptiques présentent fréquemment des pharyngites granuleuses, l'acide carbonique sec en est un fort bon modificateur.

Le gonflement des amygdales et toutes les irritations chroniques des muqueuses qui peuvent être atteintes par le contact du gaz sont heureusement modifiés.

Certains cas de névrose douloureuse de l'utérus ou du vagin, les fongosités ou ulcérations du col, tous les cas dans lesquels une certaine atonie réclame une excitation locale ou générale rentrent dans le champ d'application de ce gaz.

Hydrothérapie.

Les effets généraux des pratiques hydrothérapiques sont connues ; mais l'eau minérale gazeuse des sources *Alexandre* et *Marthe* qui est employée à volonté, réclame une mention à part pour les services exceptionnels qu'elle peut rendre.

Il est inutile d'exposer longuement combien il est avantageux de pouvoir combiner l'hydrothérapie avec l'usage en boisson des Eaux minérales appropriées depuis l'installation complète des appareils hydrothérapiques de Vals. Le nombre des guérisons a doublé.

Chloë thermalisée.

Il nous faut noter encore la présence de la buvette *Chloë thermalisée.* Chauffée dans les conditions les plus propres à conserver à cette source précieuse ses qualités physiques et thérapeutiques, elle est employée dans quelques cas bien rares de susceptibilité du pharynx ou du larynx ou d'intolérance gastrique; pour la boisson froide, on la coupe fréquemment avec du sirop ou du lait.

DEUXIÈME PARTIE

I

CLINIQUE DE VALS

Le médecin auquel nous destinons le *Guide* connait maintenant la nature et les propriétés des agents qui concourent au traitement de ses malades dans la station. Pour lui permettre de supputer approximativement sur quels effets il peut compter dans certaines maladies données, il nous reste à parcourir la série de celles qui sont tributaires de nos Eaux et d'exposer très-sommairement comment elles sont influencées. Nous resterons dans le cadre nosologique proposé dans le Rapport général fait à l'Académie sur les Eaux minérales en 1870.

MALADIES DES ORGANES DE LA DIGESTION.

Pharyngite.

Une forme de la pharyngite est assez commune chez les dyspeptiques. Beaucoup d'entre eux sont, en effet, atteints de prolapsus de la luette. Cette légère affection provoque parfois des troubles nullement en rapport avec leur cause. La petite toux incessante qui en est la suite fatigue les malades, provoque des sueurs, des douleurs thoraciques vagues pouvant simuler des symptômes de lésion pulmonaire. L'amaigrissement général peut s'en suivre ; il est causé, ainsi que nous l'avons constaté nous-même, par le trouble apporté aux digestions par la toux saccadée qui imprime à l'estomac des mouvements de succussion pénible après chaque repas. Ces mouvements troublent le jeu péristaltique de l'organe, déterminent quelquefois le vomissement et plus souvent de mauvaises digestions et les rapports nidoreux qui les accompagnent.

L'inconscience des malades est la principale cause de la durée de cette affection. Ils ne souffrent nullement et avalent sans peine. La luette, par son contact avec la base de la langue et l'épiglotte détermine rarement une sensation localisée de corps adhérent ou mucosités à expulser ; elle provoque surtout le désordre fonctionnel, la toux qui va jusqu'au vomissement.

Le malade est toujours disposé à nier une pareille cause ; pour le convaincre, on n'a qu'à toucher l'organe avec le nitrate d'argent ; alors seulement il se rend à l'évidence parce que la luette devenue râpeuse annonce sa présence par son contact sur les parois voisines. Nous avons vu des personnes qui pour une si petite cause ne pouvaient digérer que couchées.

Les gargarismes avec l'eau arsenico-ferrugineuse, les douches de cette eau au pulvérisateur, les douches froides locales en mince colonne sur le fond de la gorge, les injections d'acide carbonique suffisent généralement à la guérison.

La pharyngite, de nature herpétique, surtout, se trouve très-heureusement modifiée par la douche d'acide carbonique.

Embarras gastrique.

Cet état particulier des premières voies, ses tendances aux récidives cèdent assez facilement. Il est rare qu'après la première saison, les eaux faiblement minéralisées d'abord, suivies des eaux plus fortes, ne rendent pas aux tuniques de l'estomac la tonicité qui leur manque. L'appétit renaît, des repas plus copieux appellent des digestions plus actives.

Ces états particuliers de l'estomac et du foie sont fréquents, ils reparaissent aux premières chaleurs. Aussi, voit-on revenir fréquemment des malades qui étaient venus déjà autrefois. On peut compter sur l'efficacité du traitement de Vals contre l'embarras gastro-hépatique.

Dyspepsie.

Nous ferons une exception pour ce désordre continuel, à cause de ses infinies variétés dont un grand nombre trouve à Vals une guérison ou une amélioration notable. Il ne rentre pas, il est vrai, dans le cadre nosologique que nous avons adopté, mais son importance dans la station réclame ici quelques mots spécialement à son adresse.

Le nom de dyspepsie est réservé pour qualifier ces états de troubles digestifs, simultanés ou consécutifs à l'acte de la digestion, trouble sans fièvre, sans langue saburrale, sans douleur ; mais avec poids, plénitude de l'estomac, bâillements, pandiculations, torpeur, face vultueuse, constipation ou alternative de diarrhée, besoins boulimiques, idées généralement tristes, bizarreries dans le caractère, suzurrus auriculaire, sueurs fugaces ou refroidissements fréquents, vertiges, horreur du vide ; enfin, les mille et mille sensations que peut enfanter le nervosisme le plus prononcé. Nous les rangeons dans la dyspepsie parce que les sensations se réveillent surtout pendant ou après l'ingestion des aliments.

Rien n'est passager comme elles : pleurs, rires dans la même minute. Quelques dyspeptiques veulent être plaisantés sur leurs maux imaginaires, la plaisanterie les rassure; le plus souvent, il faut compatir à leurs peines et leur chercher un remède. Leurs angoisses sont réelles; si leur mal n'est pas grave ils le ressentent comme s'il l'était.

Les dyspepsies sont graves ou légères. Nous rejetons les distinctions basées sur la flatulence, l'acidité, etc., parce que les symptômes n'ont pas de fixité. On les voit, en effet, se succéder fréquemment, être remplacés l'un par l'autre sans cause appréciable.

Les troubles dyspeptiques sont de nature très-variée. De tous les organes, l'estomac est, sans contredit, celui où retentissent le plus les influences morbides. Des principes goutteux, herpétiques, rhumatismaux... tiennent la digestion sous leur dépendance jusqu'à ce que leur manifestation s'établisse franchement sur un autre organe, ou qu'un traitement approprié les ait efficacement combattus.

De cette manière d'envisager la question découlent un grand nombre d'indications et de contre-indications : l'hydrothérapie, les variétés de bains. Le bain Saint-Louis, dans les cas de nervosisme exagéré surtout, reçoit une utile application.

A l'intérieur, les eaux faibles, à doses modérées, stimulent légèrement la muqueuse de l'estomac ; à doses élevées, elles atteignent les effets spoliateurs dont nous avons mentionné la puissance. Quant aux bi-carbonatées fortes, elles complètent la cure en consolidant les premiers effets.

C'est dans les cas de profonde atonie constitutionnelle que les eaux arsenico-ferrugineuses réussissent souvent d'une manière inattendue.

Dans bien des cas, il nous a semblé que le traitement de Vals avait la propriété de régulariser, pour ainsi dire, l'affection en rendant à l'économie la force de recouvrer ces manifestations utiles. Ainsi, beaucoup de dyspeptiques, réduits à vivre de rien pour se soustraire aux troubles qui suivent toute digestion, retrouvent ici leur appétit avec rapidité et leur pouvoir digestif normal ; mais, peu de temps après, on constate le retour ou d'un accès de goutte ou d'une migraine... dont ils avaient oublié les premières atteintes.

La dyspepsie peut être le couvert sous lequel se cache un mal organique plus grave : cancer, tubercules. Même dans ces cas désespérés, notre expérience nous apprend que les bi-carbonatées *faibles* peuvent être administrées sans avoir à redouter les résultats d'exaspération que provoquent sûrement les bi-carbonatées *fortes*. L'usage de ces eaux acidules gazeuses ne doit s'arrêter devant une trop grande excitation. S'il est évident, en effet, qu'une dyspepsie prolongée peut, par la débilitation consécutive, faciliter le développement de produits hétérogènes ; il ne l'est pas moins qu'il existe des dyspepsies *physiologiques*, par lesquels l'organisme maintenu dans un allanguissement permanent, peut fonctionner de longues années, tandis qu'il est arrêté dans son jeu, dans sa lente évolution, seule compatible avec la vie, s'il est soumis à des influences trop violentes d'excitation, d'hypersthénie. De là l'importance d'un diagnostic sûr, ou plutôt l'importance d'une sage réserve que commandent les suites possibles d'un traitement facilement incendiaire.

La dyspepsie intestinale réclame des moyens plus variés. Ici, les ressources balnéo-thérapiques doivent intervenir : douches rectales, ascendantes, bains de siége..... Les résultats obtenus contre cette seconde forme sont généralement aussi satisfaisants que dans la dyspepsie simple.

Nul état morbide n'est plus tributaire des eaux de Vals que celui qui nous occupe, qu'il soit léger ou grave, les effets tiennent fréquemment du merveilleux.

Gastrite gastro-entérite.

Distinguée exactement de la *dyspepsie* par *irritation*, qui est également tributaire de nos eaux, la gastrite chronique ne donne ni d'aussi beaux ni d'aussi rapides résultats. La guérison même, l'amélioration sur place, sont l'exception.

Le traitement externe par les bains sédatifs prolongés jouent un rôle inverse du traitement interne, lequel est fort amoindri dans les cas franchement inflammatoires.

Une certain nombre de malades éprouvent une amélioration après le départ. Comme l'entérite, la gastrite chronique exige une surveillance de chaque instant. L'appétence pour la boisson est très-variable; les uns ingèrent avec plaisir, digèrent avec facilité les sources faibles, pures ou coupées avec du lait, d'autres les veulent tièdes.....

Certaines formes de gastrite sont amendées par

l'eau arsenico-ferrugineuse. Ce résultat est-il dû au contact astringent de l'eau? Dans d'autres cas, on assiste à une véritable guérison par substitution. L'eau semble agir comme le collyre de nitrate d'argent sur la conjonctive enflammée.

Le tâtonnement est le premier secret pour tirer parti des ressources de la station. Dans cette catégorie de maladies à diagnostic souvent difficile, il n'est pas toujours aisé, en effet, de décider si l'on a à combattre une inflammation franche de l'estomac ou de l'intestin, ou bien l'un de ces états marqués surtout par une certaine sensibilité des organes et les troubles fonctionnels, diarrhée ou constipation, qui disparaissent à merveille sous l'influence de nos eaux.

Cancer de l'estomac.

Dans le commencement de notre pratique, nous pensions que les eaux de Vals étaient pour cette maladie une sorte de pierre de touche, et qu'elles exaspéraient toujours les gastrites ou affections dyspeptiques à principes cancéreux. Il n'en est pas toujours ainsi. Nos sources acidules gazeuses, non arsenicales ferrugineuses, peuvent devenir, seules ou coupées avec du lait, une boisson parfois précieuse aux infortunés qui sont en proie aux troubles digestifs et aux douleurs atroces caractéristiques des dégénérescences de cet organe. Nous avons vu un certain nombre de ces cas, dans lesquels l'usage des eaux rétablissait les digestions pour un certain temps, quoiqu'ils ne se terminassent pas moins par les signes les plus pathognomoniques du cancer.

Gastralgie

Facilement améliorée ou guérie par les ressources variées de la station, la gastralgie *discontinue* cède cependant plus promptement que la gastralgie *continue*. Dans l'intervalle des accès, le malade, généralement en bon état, peut s'adresser aux sources du premier ou du deuxième groupe sans inconvénient, selon sa récentivité individuelle. Les sources à minéralisation moyenne doivent fréquemment être préférées.

Selon les indications, le médecin cherchera à activer les fonctions de la peau par l'hydrothérapie, les bains alcalins plus ou moins prolongés; il sollicitera la sécrétion rénale, dans d'autre cas, par l'administration à haute dose des sources faibles.

Cette névralgie de l'estomac est très-généralement amendée ou guérie par le traitement de Vals. Les crampes ou disparaissent ou s'éloignent. Un grand nombre des habitués de la station sont d'anciens gastralgiques.

Le traitement de la gastralgie *continue* donne d'aussi beaux résultats; mais ils demandent plus de réserve dans le *modus faciendi*. C'est alors que les eaux les plus faibles, pures ou coupées avec du lait, du sirop, ingérées à doses fractionnées et distancées, permettent de proportionner l'excitation du remède à la sensibilité nerveuse de l'estomac. Douches, bains sédatifs de Saint-Louis, bains ordinaires prolongés amènent une première détente ; cependant, les doses de l'eau augmentent et se rapprochent. On supprime lait et sirop; le bain devient franchement alcalin, et la guérison ou une amélioration notable se produit sous les yeux.

Il arrive assez souvent que l'excitation des eaux, se continuant pendant toute la cure, retarde le commencement de l'amélioration; il ne faut pas s'abandonner à un pronostic trop précipité, car le départ, en mettant fin aux causes de cette excitation, est le signal du retour définitif à la santé.

Gastro-entéralgie

La gastro-entéralgie n'est pas rare à Vals; cette forme de névralgie est souvent symptomatique de l'affection goutteuse; elle en constitue la forme viscérale. Des goutteux à accès réguliers deviennent la proie de douleurs fixes, le plus souvent circa-ombilicales. L'appétit se perd, les malades dépérissent. Les eaux sont, dans ces cas, d'une efficacité incontestable.

Ici, se place une remarque importante. Nous avons observé plusieurs fois une métastase par laquelle les douleurs entéralgiques avec constipation ou diarrhée, étaient remplacées par des troubles respiratoires, de la dyspepsie, des accès d'asthme nerveux. Les divisions du pneumo-gastrique peuvent rendre anatomiquement compte de cette particularité, mais le praticien doit chercher les lois qui président à ce changement de siége et étudier s'il doit toujours s'exposer à le provoquer.

On remarque de ces faits d'alternance étonnants. Ainsi, un dyspeptique voit ses digestions s'améliorer et il devient asthmatique; *vice versâ*, un asthmatique voit ses troubles respiratoires se dissiper et il devient dyspeptique ou entéralgique. L'influence de l'hérédité y est souvent manifeste. Ces faits, connus, il reste au praticien à décider de l'opportunité d'un traitement, de l'énergie à lui donner, des tempéraments à lui introduire.

Constipation.

Qu'elle soit due à un excès ou à un défaut de ton, qu'elle soit sthénique ou asthénique, les ressources thérapeutiques de la station répondent à cette double indication : eau reconstituante, tonique, arsenico-ferrugineuse, bains de siége, douches rectales à température variée, eaux sodiques..... Le symptôme constipation est complètement du domaine de Vals. A cette incommodité, plutôt qu'à cette maladie, s'adressent les considérations générales déjà répétées sur les pratiques thérapeutiques de la station. Le maniement de ses ressources variera, en effet, selon les causes évidentes ou présumées du mal. C'est au tact du médecin à les déterminer.

Diarrhée.

Après ce qui vient d'être dit, c'est pour mémoire seulemént que nous inscrivons ici le nom de cet autre symptôme. Aussi accessible à nos ressources que la constipation, il résiste plus encore que cette dernière quand il est entretenu par un élément inflammatoire. Mais dans les cas d'atonie, comme nous en fournissent en grand nombre les pays chauds, dans les complications paludéennes du côté du foie ou dans les empâtements abdominaux de la fièvre intermittente rebelle, le traitement de Vals et aussi, disons-le, le séjour de notre salubre pays sont franchement indiqués.

II

MALADIES DES ANNEXES DES ORGANES DE LA DIGESTION

Congestion du foie.

La spécialisation des eaux de Vals pour les maladies qui nous occupent est connue depuis leur origine. C'est dans les maladies de cet ordre que se recommandent le plus les bi-carbonatées sodiques. Le *remontement* dont elles sont capables ne tarde pas à se faire sentir partout. Une activité nouvelle se prononce dans l'universalité des organes. Congestion du foie, empâtement, obstruction, troubles hépatiques, gastro-hépatiques même, sont autant d'expressions synonymes quant au fond, puisqu'il est impossible, dans la pratique, de leur faire une part distincte. Au point de vue du traitement de Vals, de telles divisions sont inutiles.

Des modifications de la bile, de l'action intramoléculaire des alcalins sur les divers tissus du foie, nous ne dirons rien. Le teint des hépatisants s'éclaircit, la morosité fait place aux idées plus gaies; le sommeil, l'appétit reviennent, les fonctions intestinales se font mieux. Voilà le résultat le plus général.

Hépatite.

Les conséquences du traitement varient avec le degré d'acuité de la maladie. S'il existe de la douleur, chaleur à la peau, pouls plein, fréquent ; s'il y a fièvre, en un mot, le bain alcalin tempéré, les sources faibles, déterminent une excitation suffisante pour pousser l'organisme dans la voie de résolution nécessaire. L'hépatite ne comporte souvent qu'un traitement abrégé qui veut être repris plusieurs fois; le malade ne peut d'autres fois user que du bain.

Lorsque, au contraire, il n'y a pas fièvre, que la forme apyrétique est constante, il faut commencer les bi-carbonatées par des doses moyennes, deux à quatre verres par jour. Elles sont généralement fort bien supportées et donnent lieu à des anéliorations remarquables par leur promptitude et souvent inattendues.

Hypertrophie du foie.

Entre l'hépatite chronique apyrétique et l'hypertrophie modérée du foie, la distance n'est pas toujours appréciable. Quand l'hypertrophie est considérable, au contraire, il faut savoir se contenter d'un résultat moyen. Les malades ont souvent à faire deux cures dans la même saison et à continuer, à domicile, l'usage des eaux. Il nous a été donné d'assister à ces retraits du foie qui mettaient à s'opérer plusieurs années.

Cirrhose.

Nous n'aurions pas inscrit cette maladie à cette place, si nous n'avions à constater que le hasard nous a rendu témoin d'une certaine amélioration à la suite de l'usage du lait et des arsenico-ferrugineux.

Mais ici, comme dans tous les cas, en général, où il y a œdème considérable, épanchement péritonéal, les bains sont mal supportés. L'imbibition de ces tissus, incapables de réaction, ne fait qu'augmenter la raideur des membres et leur tendance au refroidissement.

Calculs biliaires. — Coliques hépatiques.

Si un tel mot pouvait être employé en médecine, nous dirions volontiers que la médication de Vals est héroïque contre les calculs et les coliques hépatiques ou urinaires. La présence de nos sources faibles, acidules, permet d'habituer l'organisme à l'excitation qu'il va recevoir plus tard dans toute sa puissance de la part des bi-carbonatées fortes. Grâce à cette minéralisation ascendante, sont prévenus des accès de coliques qui se fussent manifestés sûrement si le malade avait été obligé de s'adresser de prime-abord aux minéralisations fortes.

Tout calculeux doit attendre de bons effets de la médication de Vals. Les uns voient leurs coliques diminuées de fréquence et d'intensité dès la première cure; chez d'autres, elles disparaissent complètement. Les uns et les autres doivent revenir plusieurs fois encore, selon la durée antérieure du mal et les modifications constitutionnelles qu'il avait produites. L'eau à domicile continue efficacement le traitement commencé. Les calculeux entrent pour une portion notable dans la clientèle de Vals.

Ictère.

Selon son étiologie, il guérit avec promptitude ou résiste comme la lésion qui l'entretient. Dans l'ictère simple, ne paraissant tenir qu'à une légère irritation duodénale ou même à des influences nerveuses, les sources acidules administrées en abondance à table et à la buvette en font prompte justice.

Hépatalgie.

Comme dans la gastralgie, que la névralgie occupe les nerfs de l'estomac ou ceux du foie, on peut se promettre de bons résultats.

III

MALADIES DES ORGANES GÉNITO-URINAIRES.

Gravelle, calculs. Coliques néphrétiques.

Au commencement du XVIIe siècle, Serrier, d'Arles, écrivait déjà, dans un passage sur les calculs du rein, ces lignes qui gardent l'empreinte toujours rajeunie d'une observation perspicace : « Prescri- « buntur *aquæ Vallenses* quibus non frangitur « equidem calculus ; sed vi suo abstersiva eluitur « a parietibus renum ».

Sans entrer dans des considérations intempestives sur le mode d'action des Eaux et sur la pathologie de l'affection qui nous occupe, établissons d'abord que neuf fois sur dix, l'usage de nos Eaux bi-carbonatées suspend la production des sables d'acide urique et prévient la production des coliques auxquelles il donne lieu.

Aux abords de nos sources se trouvent des graveleux en grand nombre qui, chaque année, viennent religieusement reprendre leur traitement, ce traitement qui leur a réussi autrefois : car, il ne faut pas exagérer les résultats obtenus. Le traitement par nos bi-carbonatées ne guérit pas, à coup sûr, la diathèse lithique ; mais ce qu'il guérit, on peut dire sûrement, ce sont les coliques néphrétiques si violentes, si fréquentes, si tenaces selon les individus. C'est de ces résultats que les malades se souviennent, ce sont ces résultats qu'ils viennent raffermir annuellement.

Au lieu d'insister sur les fortes minéralisations, de rechercher les faits altérants qu'elles déterminent ; si la diathèse n'est pas menaçante, si le médecin pense n'avoir qu'à dissiper une légère irritation locale, qu'à réveiller une crise salutaire en sollicitant les reins par d'abondantes évacuations et tout à la fois le système cutané par des sueurs copieuses, il est préférable d'administrer nos Eaux acidulées lithinées aux doses élevées de dix, vingt verres par jour. C'est une ration que les graveleux supportent fort bien. Nous nous applaudissons de plus en plus de cette méthode de rinçage que nous employons depuis quelques années.

Dans les gravelles phosphatiques presque toujours liées au catarrhe local, les bi-carbonatées fortes donnent généralement de mauvais résultats. Les minéralisations les plus faibles administrées largement réussissent le mieux.

Nous avons vu quelques cas de calculs volumineux dans lesquels la douleur était sensiblement diminuée par nos Eaux acidulées gazeuses. Quand la taille ou la lithotritie ont fait disparaître la pierre, les sources fortes sont indiquées à titre préventif, anti-diathésique, comme elles le furent si utilement au président de Grenoble, Claude Expilly, qui voyant, après l'opération de la taille, sa pierre se reformer, vint plusieurs saisons consécutives à Vals et vécut plus de trente ans après.

Vessie et annexes. — Cystite. — Catarrhe vésical.

Ce que nous venons d'établir pour les calculs phosphatiques en général, et pour les sources de faible minéralisation à haute dose, s'applique au catarrhe vésical, comme à la cystite. Les indications varient exceptionnellement selon la période de la maladie, l'idiosyncrasie du sujet. Nous avons cité dans notre *Traité* une observation de catarrhe intense de la vessie guéri à Vals, en peu de jours.

La cystite, qu'elle soit sèche ou catarrhale, réclame une attention minutieuse. C'est dans ces cas qu'il importe de ne pas dépasser le but ; la guérison a lieu le plus souvent par l'excitation inhérente à l'eau minérale. Un degré de trop, le but est dépassé et le mal s'aggrave. Le médecin doit viser à demeurer dans une juste limite pour substituer peu à peu à l'inflammation ancienne, l'irritation passagère de l'eau.

Paralysie de la vessie. — Spermatorrhée.

Les variétés de nos Eaux et de l'outillage qui sert à leur administration, laissent penser que la spermatorrhée trouve, dans la station, un remède approprié. Nous avons assez fréquemment l'occasion de soulager les malades qui en sont atteints.

La paralysie de la vessie a des degrés incurables, si elle tient à une lésion profonde des centres nerveux ; dans ses manifestations moindres, dans les états atomiques consécutifs à l'affection catarrhale, le traitement de Vals lui apporte une réelle amélioration. En deux mots, les tissus de la vessie, comme ceux du rectum dans la constipation atonique, par exemple, recouvrent de l'énergie sous l'influence du traitement.

Utérus.

L'utérus doit à ses conditions topographiques d'être susceptible de deux traitements distincts : traitement local pour la partie de l'organe accessible aux moyens dont nous disposons ; traitement interne général pour le corps utérin proprement dit. Envisagées à ce double point de vue, les maladies utérines sont justiciables des diverses ressources thérapeutiques dont nous avons parlé plusieurs fois.

Voici ce que Serrier, d'Arles, écrivait, en 1670, sur les propriétés fondantes des Eaux de Vals : « Numquid enim multoties est observatum hypo-« chondria prædura mollia evasisse aqua impre-« gnata spiritu resolutivo chalybis, aut usu aqua-« rum *mineralium Valensium*, quæ non caliditate « et humiditate hos tumores superant, sed vi in-« siti salis et spiritus qui insitum cum materia « crassa in hypochondriis resolvit plane planeque « discutit. »

Cette citation, mieux placée encore à l'article engorgement, hypertrophie du foie, explique avec quelle évidence les médécins constataient, il y a plus de deux cents ans, les propriétés résolutives de nos Eaux. Nous-même nous citons longuement dans notre *Traité des Eaux minérales de Vals*, l'observation d'une tumeur de l'ovaire grosse comme une grosse orange qui provoquait une rétroversion complète et qui mit cinq saisons de Vals à se résoudre. Chaque année, nous assistons à la guérison de certaines métrites chroniques avec développement plus ou moins considérable du corps de l'organe.

La forme du traitement est des plus variables, parce qu'il faut le subordonner à bien des conditions relatives au degré d'acuité, à la réceptivité du sujet pour les eaux, à sa tolérance des bains, des douches, etc. C'est dans ces cas où l'anémie domine si souvent la scène que l'eau arsenico-ferrugineuse est surtout indiquée pendant que les Eaux acidulées gazeuses provoquent le réveil de l'appétit.

Leucorrhée. — Ulcérations. — Fongosités — Du col.

Quand elles tiennent à une débilité générale de l'économie, on les voit fréquemment disparaître sans traitement local et sous l'influence seule de la médication reconstituante à l'intérieur. Le bain alcalin ordinaire est suffisant. Même sous cette influence, on constate parfois une recrudescence dans les symptômes locaux qui est toute passagère et un acheminement à peu près certain vers la tonicité des tissus, la réparation qui résulte de ce léger surcroit d'excitation.

Les lésions dont la muqueuse est le siége ne disparaissent pas toujours aussi facilement. C'est alors que le bain rouge arsenico-ferrugineux doit être employé. Par le contact prolongé de cette eau qui laisse déposer sur les parties malades sa poudre impalpable, par la tonicité et l'astringence, *sui generis*, qui lui est inhérente, les surfaces sont promptement modifiées, la nature des sécrétions suit. A chaque saison, nous voyons bon nombre de leucorrhées anciennes liées à des constitutions épuisées, à des organes sans nerf, sans ressort, sur lesquels le toucher dénonce une muqueuse mollasse, col entr'ouvert, granuleux, flasque et indolore, qui ont résisté à bien des médications, et qu'un certain nombre de bains Saint-Louis font disparaître promptement, pendant qu'un traitement général convenable assure définitement la guérison en prévenant le retour de ces accidents.

L'administration en bains de la source Saint-Louis demande cependant une certaine réserve. Comme tout ce ce qui est actif, elle peut dépasser le but. Le médecin doit surveiller et préparer en temps opportun les diverses étapes par lesquelles doit passer le malade. Généralement, les premiers jours sont employés à tâter la réceptivité du sujet. Après avoir pris, suspendu, repris l'administration topique de cet agent nouveau, l'accoutumance survient, les symptômes de réaction cessent, les tissus modifiés supportent facilement le contact de cette Eau et aucun épiphénomène nouveau ne vient contrarier désormais la marche régulière du traitement.

Les injections d'acide carbonique sont également un puissant modificateur local des lésions qui nous occupent; nous l'avons constaté nous-même dès l'installation des appareils à gaz.

Hypersthenie utéro-vaginale. — Stérilité.

C'est plutôt dans les cas de sensibilité exagérée des tissus que nous employons le plus volontiers les injections d'acide carbonique.. Nous avons vu quelques séances seulement ramener la disparition complète de la douleur.

Arrivé presque à la fin de notre travail, et après les généralités dans lesquelles nous sommes entrés, il nous est bien permis de dire que la stérilité est avantageusement combattue à Vals, due, comme le sait le lecteur, à des causes d'une grande variété, la stérilité cède d'autant mieux ici qu'elle y rencontre des agents thérapeutiques plus variés aussi. Nous connaissons bon nombre de femmes devenues mères après certains traitement de Vals, et qui, soumises à d'autres médications, dans d'autres lieux, ne le seraient peut-être pas devenues. Il est, du reste, inutile de s'étendre plus longuement sur ce sujet que nos considérations antérieures sur les maladies de l'utérus..... complètent surabondamment.

IV

MALADIES DE TRANSMISSION DU SENTIMENT

Hystérie.

Comme pour la stérilité, il serait difficile de trouver une médication exercée par les modificateurs généraux qui ne puisse réclamer sa part d'action dans l'hystérie. La théorie, d'accord avec la pratique, permet à la station de Vals de réclamer pour son compte une bonne part dans de tels résultats.

L'hydrothérapie seule est largement employée dans bien des établissements qui n'ont pas, comme le nôtre, les ressources de nos bains alcalins, bain Saint-Louis, applications externes de l'acide carbonique et l'eau de nos trois groupes en boisson.

Il est une forme d'hystérie sur laquelle nous voulons appeler l'attention, à cause de sa subordination à la médication alcaline : c'est l'hystérie que l'on peut considérer comme manifestation de la diathèse calculeuse. A la page 161 de notre *Traité*, nous citons le texte d'une observation intéressante d'accès hystériques sur la jeune épouse d'un médecin. Ceux-ci, après s'être montrés rebelles à bien des médications, et des déplacements de la malade, cèdent promptement à l'emploi d'une source bi-carbonatée faible de Vals. Ces accès n'ont plus reparu ; mais, deux ans après, cette jeune femme a vu des sables dans les urines, a ressenti des coliques néphrétiques, Vals a fait le plus grand bien.

Depuis cette époque, déjà éloignée, notre pratique s'est enrichie de faits semblables ; nous avons vu assez fréquemment des femmes hystériques chez lesquelles les accidents coïncidaient ou plutôt alternaient avec des manifestations de sables ou de graviers. Nos eaux ont toujours réussi dans ces cas. Il semblerait que l'acide urique en excès dans le sang occasionne ces désordres nerveux de la même manière que certains poisons introduits dans l'économie provoquent des accidents analogues.

Migraine.

Observée dans son évolution naturelle, la migraine précède ou suit souvent les manifestations goutteuses ou graveleuses du foie ou des reins ; elle en est le critérium assez certain.. Combien peu de graveleux, goutteux, hépatisants qui n'aient été sujets à la migraine ?

Nous répugnons à instituer un traitement actif contre le mal, qui doit être respecté et que l'on ne déplace pas en vain. Nos eaux acidules à hautes doses paraîtraient amoindrir l'intensité des crises.

Goutte.

L'esprit ne s'arrête pas longtemps à cette affection sans être frappé du nombre prodigieux de ses spécifiques ; et, cependant, de toutes les diathèses, quelle est celle qui, pas ses infinies variétés de manifestations, réclame le secours de médications tour à tour plus variées? La médication multiple de Vals est une des plus importantes au goutteux actuellement sans accès, mais qui cherche à amoindrir sinon la fréquence, du moins la violence de ses accès futurs ; nos sources acidules faibles, bi-carbonatées et lithinées, rendent de puissants services.

Si des accidents menaçants pour un organe important préoccupent, les sources fortement minéralisées, à effet altérant, interviennent activement. Nous n'avons l'habitude d'agir énergiquement, c'est-à-dire par les sources fortes, que dans les cas pressants, convaincu que la goutte est une de ces affections à ménager, par crainte de perturbations fâcheuses.

Dans tous nos écrits, nous n'avons cessé d'appeler l'attention sur la valeur de nos eaux dans la goutte irrégulière. Grâce à la reconstitution par nos sources arsenico-ferrugineuses, l'organisme peut reprendre ses habitudes anciennes, sortir de la débilitation actuelle dans laquelle l'action incessante de la diathèse, ou une médication inopportune, le forcent à languir. Le traitement de Vals est très-propre à régulariser ces états anormaux, origine des dégénérescences, des cachexies, dernière étape des diathèses.

Nos considérations s'appuyent sur des faits nombreux. A chaque nouvelle saison, nous voyons des visages rayonnants de santé qui se maintiennent dans cet état, non dispensé de quelques accès douloureux, grâce à leur séjour annuel au bord de nos fontaines.

Nous ne parlons pas du traitement local de la goutte articulaire. Les bains de vapeur, les douches chaudes ou froides, peuvent ici ce qu'elles peuvent ailleurs.

MALADIES DE LA PEAU

Ce que nous avons dit et redit jusqu'ici sur les effets généraux et locaux obtenus par la médication de Vals nous dispense d'entrer dans des détails circonstanciés sur le sujet présent.

Si les dermatoses à combattre ne sont pas la manifestation lointaine ou rapprochée d'un vice intérieur, d'une diathèse quelconque, on les voit disparaître fréquemment sous l'influence des médications balnéo-thérapiques dont nous disposons. Le bain rouge arsenico-ferrugineux de la Saint-Louis possède des propriétés incontestables pour amener à réparation prompte les éruptions vésiculeuses, pustuleuses..... qui s'éternisent sur le derme. A chaque nouvelle saison, nous constatons l'efficacité exceptionnelle de ce bain.

On peut en dire autant de la boue Saint-Louis; journellement, nous l'employons dans notre pratique. Sous son influence, les squames, lichenoïdes, psoriasiques, les croûtes d'eczéma, d'impétigo disparaissent. L'eau et la boue arsenico-ferrugineuses sont un excellent détersif. Depuis longtemps, la Dominique congénère de la Saint-Louis a la réputation méritée de guérir les blépharites chroniques.

Nous n'avons pas à aborder ici l'étude des manifestations cutanées en général, rangées par M. Bazin en grandes classes, et dont certaines réclament la médication alcaline. Chaque médecin, étant donnée la connaissance de la nature des eaux de Vals, peut se guider sans secours. Nous nous attachons à recommander principalement le bain et la boue Saint-Louis comme puissant modificateur local à employer dans les dermatoses résistantes. Nous retirons de cet agent nouveau des résultats encourageants non-seulement dans la saison thermale, mais dans notre pratique journalière.

Quant aux conséquences cutanées d'un état pléthorique, de troubles digestifs, hépatiques, de nature hémorrhoïdaire, selon une expression consacrée..... les bi-carbonatées d'un côté, les arsenicales ferrugineuses de l'autre, prises en boisson, satisfont à un large champ d'indications.

V

CHLORO-ANÉMIE

A ces malades, ordinairement si susceptibles, à sensations si bizarres, à estomac si délicat, si névropathes, enfin, Vals offre des ressources utiles et variées. On ne peut toujours administrer l'eau en boisson. Dès le début, pendant la cure par les moyens externes, il faut recourir au tâtonnement le plus patient dans l'administration des plus petites doses de nos eaux à l'intérieur.

A côté de notre hydrothérapie complète, la sédation du bain rouge nous est connue. En deux mots : les chloro-anémiques s'améliorent souvent sous nos yeux ; d'autres, pour une part notable, n'éprouvent que chez eux les effets de leur traitement dans la station.

Quant à la chlorose, simple anémie, elle a un spécifique dans les eaux arsenicales-ferrugineuses.

Fièvre intermittente. — Infection paludéenne, miasmatique.

Depuis que nous avons appelé l'attention publique sur les propriétés reconstituantes et fébrifuges des eaux arsenico-ferrugineuses de Vals en 1862, l'affluence des malades n'a cessé de croître.

L'hydrothérapie, dont la station ne disposait pas, il y douze ans, est venue apporter un puissant élément de guérison de plus.

Sous l'influence de ces eaux, la cachexie paludéenne disparaît avec une étonnante promptitude. Des milliers de malades et des médecins nombreux en sont les témoins. Ces eaux peuvent être considérées comme un spécifique dans les états cachectiques, d'anémie ultime qu'engendrent l'infection paludéenne et toutes les influences miasmatiques. On voit des rates, des foies subir des retraits considérables et la santé revenir d'une façon qui tient du merveilleux. Les médecins de l'Algérie, ceux des contrées fiévreuses du Gard, de l'Hérault le savent bien ; aussi, voit-on chaque année, cette clientelle d'empoisonnés par les miasmes augmenter en nombre. Le spectacle de ce qui se passe depuis longtemps sous nos yeux nous permet de répéter ici ce que nous avons écrit ailleurs, que plus la cachexie était profonde, plus il fallait compter sur un succès éclatant. Cette proposition est vraie dans les limites du possible. Elle ne tend que plus à réveiller nos regrets de n'avoir pu obtenir encore que nos soldats épuisés par la fièvre des pays chauds viennent, sous le beau ciel de Vals, bénéficier de cette médication si puissante.

Albuminurie par néphrite.

Les médecins nous consultent souvent sur les résultats à attendre de Vals, dans cette maladie.

La réponse ne peut être catégorique, subordonnée qu'elle est aux conditions si variables que peut présenter le malade.

Il semblerait que le parenchyme du rein doit être accessible aux propriétés générales de nos Eaux bi-carbonatées, plus encore qu'un autre organe, puisqu'il est le lieu de passage de presque toute l'eau ingérée ; nous ne pouvons nier qu'il n'en soit ainsi, peut-être même cet accès trop facile du rein par nos Eaux bi-carbonatées est-il la cause de résultats si peu satisfaisants obtenus avec cette longue classe d'agents.

De l'observation des cas relativement nombreux d'albuminuriques que nous avons avons reçus à Vals depuis près de vingt ans, nous tirons cette conclusion que l'eau arsenico-ferrugineuse est, dans une très-grande proportion, la seule qui leur soit salutaire. Si Vals n'avait que ses Eaux bi-carbonatées, peut-être faudrait-il renoncer à lui adresser un seul de ces malades.

Nous n'avons en vue, bien entendu, que les eaux en boisson, car les bains, l'hydrothérapie ont leur rôle réservé si l'état général le permet.

En résumé, dans la néphrite albumineuse, nous n'avons pas vu disparaître l'albumine des urines, mais nous avons constaté un remontement général fréquent par nos Eaux arsenicales-ferrugineuses.

Diabète albuminurique.

Il est une autre forme d'albuminurie mieux dénommée diabète albumineux. Comme la glucosurie, ce dernier est tributaire de toutes les Eaux de Vals, selon l'état général actuel du sujet.

Diabète.

Pour cette affection d'essence encore si inconnue et peut-être si multiple, il ne règne aucun doute dans ses rapports avec Vals. On peut avancer d'une manière très-générale, que le diabétique se retire satisfait de sa cure. Bien des diabétiques nous ont consulté après avoir suivi des traitements ailleurs, nous ne nous en rappelons aucun qui n'ait été plus satisfait de Vals.

Le dosage du sucre est très-incertain à cause de l'impossibilité à peu près complète de placer le malade dans les mêmes conditions physiques et morales, pour chaque expérimentation. Quant à nous, pénétré de ces difficultés, nous recommandons aux malades que nous voulons observer, une nourriture à peu près la même que les jours précédents et nous les chargeons de recueillir l'urine qu'ils émettent le matin après avoir toutefois rejeté celle qu'ils émettent au saut du lit. C'est donc sur l'urine de la seconde miction de la journée que nous opérons. Il serait long de justifier ce procédé que tout médecin appréciera du reste.

On pourrait répéter, jusqu'à un certain point, pour le diabète ce que nous disions pour l'infection paludéenne : plus est délabré le malade, plus il peut compter sur l'efficacité du traitement. Et cette efficacité n'est point due à un régime nouveau ; car à tous nos diabétiques presque indistinctement nous lâchons les rènes sur le genre de nourriture, persuadé que c'est dans la station, pendant la cure, que doivent commencer les pratiques du libre régime, lequel est trop souvent restreint par la nécessité quand le malade en est réduit aux seules ressources du domicile.

Le sucre disparaît rarement, mais rarement il augmente malgré la latitude alimentaire ; nous avons constaté quelquefois la disparition complète ; mais nous n'y comptons pas. Notre espoir, espoir bien motivé, c'est de renvoyer parfaitement remontés les diabétiques si faibles, si peu valant, avec des apparences de force et de robusticité. Nous apaisons la soif qui les dévore, nous leur donnons le sentiment de leur énergie.

Nos Eaux alcalines ne remplissent pas seules les indications fournies par l'état diabétique ; l'eau arsenico-ferrugineuse apporte son concours. Il n'est pas le moins efficace. Nous laissons rarement un diabétique quitter la station sans lui administrer ces Eaux quelques jours.

Vu dans les circonstances ordinaires où il se présente à Vals, le diabétique peut compter, nous nous plaisons à le répéter, sur une amélioration qui fait rarement défaut ; témoin, le bon nombre de diabétiques qui après avoir gagné, dans une première cure, l'amélioration désirée, revienent chaque année, maintenir leur ancien succès et prévenir le retour des anciens symptômes ; témoins encore le nombre considérable de ceux qui, *remontés* par la première cure, sont assez satisfaits du premier résultat et demeurent chez eux, gardant leur mal, mais n'en souffrant pas assez pour se décider à un second voyage à Vals.

Obésité.

Maigreur ou obésité, deux résultats d'une assimilation vicieuse. Leur traitement rentre dans les considérations générales que ce sujet nous a forcé de rappeler souvent, touchant la thérapeutique de Vals. A chaque saison, nous enregistrons des améliorations dans ces états si pénibles qui conduisent à l'obésité vraie ; mais il y a loin de ces résultats à la guérison radicale qu'il faut se garder de faire miroiter aux yeux des malades ; l'obésité est, en effet, une de ces affections nombreuses qu'il faut savoir combattre toute la vie et contre laquelle le temps et une hygiène bien entendue sont le plus puissant.

APPENDICE

Les prix de la journée varient presque avec chaque hôtel, et dans chaque hôtel avec l'étage occupé ; la moyenne est 6 ou 8 fr. par jour. Les prix *minima* et *maxima* sont de 3 fr. à 12 fr.

Les courses en voiture n'étant pas sujettes à tarif, leur prix doit en être débattu.

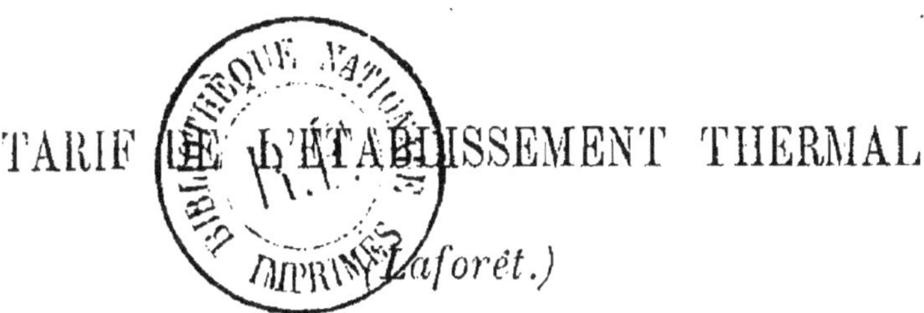

TARIF DE L'ÉTABLISSEMENT THERMAL

(... *Laforêt.)*

Bain alcalin avec 1 peignoir	1	»
— — serviette et linge de pieds	1	25
— — linge supplémentaire, 1 fond de Bain et 1 serviette en sus	»	25
— — linge supplémentaire, 1 peignoir et 2 serviettes	»	25
Bain *Saint-Louis*, linge compris	3	»
Bain de siége, eau dormante	1	»
Bain de siége, eau courante	1	50
Bain de siége *Saint-Louis*, eau dormante	2	»
Bain de siége *Saint-Louis*, eau courante	3	»
Bain de pieds, 1 serviette	»	35
Bain de vapeur	1	»
Bain de vapeur et grande douche avec 1 drap ou 1 peignoir et 1 serviette	3	»
Grande douche à percussion avec 1 drap ou 1 peignoir et 1 serviette	2	»

Douche écossaise, avec 1 drap ou 1 peignoir et 1 serviette........................ 3 »

Douche ascendante, avec 1 serviette......... » 60

Douche pharyngienne, la séance .... » 50

Location d'un pulvérisateur, par jour...... 1 »

Douche d'acide carbonique, la séance...... » 75

Nota. — Les Bains à domicile se paient double. Pour les Bains sulfureux 1 fr. en sus. Les Bains sont donnés dans des cabinets séparés.

Chaise à porteur pour le transport des malades à l'Établissement, aller et retour..... 1 »

Simple course......................... » 75

Vu par nous, Préfet de l'Ardèche,

Signé : de Farincourt.

TABLE DES MATIÈRES

AVANT-PROPOS. 5

PREMIÈRE PARTIE

I. — But du Guide médical 19
Note pour l'Annuaire des eaux minérales de la France 20
Itinéraire 21
Climatologie de Vals, époque de la saison 22
Classification des sources 23
Tableau de la constitution chimique et thérapeutique des sources 26
Etablissements. — Bains. — Hydrothérapie. 27
Enumération des sources minérales 29
Tableau des analyses chimiques 30

II. — Propriétés physiques des sources des trois groupes 33

De la thermalité et de sa valeur dans les eaux bi-carbonatées sodiques ... 35
III. — Propriétés physiologiques et thérapeutiques des sources du premier groupe ... 39
IV. — Propriétés physiologiques et thérapeutiques des sources bi-carbonatées sodiques acidules du deuxième groupe ... 45
V. — Propriétés physiologiques et thérapeutiques des sources arsenico-ferrugineuses du troisième groupe ... 51
VI. — Contre-indications à l'emploi des eaux minérales des trois groupes ... 55
VII. — Des bains de Vals. — Bain alcalin. — Bain et boue arsenico-ferrugineux Saint-Louis. — Usage externe de l'acide carbonique. Hydrothérapie. — Chloë thermalisée ... 61

SECONDE PARTIE

I. — Clinique de Vals ... 69

Maladies des organes de la digestion.

Pharyngite ... 70
Embarras gastrique ... 71
Dyspepsie ... 72
Gastrite gastro-entérite ... 76
Cancer de l'estomac ... 77
Gastralgie ... 78

Gastro-entéralgie 79
Constipation 81
Diarrhée 81

Maladies des annexes de la digestion.

II. — Congestion du foie 83
Hépatite 84
Cirrhose 85
Calculs biliaires, coliques hépatiques. 85
Ictère 86
Hépatalgie. 87

Maladies des organes génito-urinaires.

III. — Gravelle, calculs, coliques néphrétiques. 89

Vessie et annexes.

Cystite, catarrhe vésical 91
Paralysie de la vessie 92

Utérus

Leucorrhée, ulcérations, fongosités, du col. 94
Stérilité 96

Maladies de transmission du sentiment.

IV. — Hystérie 97
Migraine 98
Goutte 99

Maladies de la peau.

V. — Chloro-anémie, chlorose 103
Fièvre intermittente, infection paludéenne. 104
Albuminurie 105
Diabète 106
Obésité 109
Appendice. 111
Prix des hôtels 111
Tarif de l'établissement des Bains 113

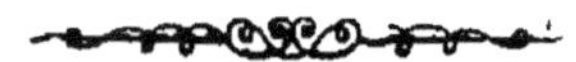

Lyon. — Imp. Aimé Vingtrinier.

www.ingramcontent.com/pod-product-compliance
Lightning Source LLC
LaVergne TN
LVHW012021220826
846092LV00001B/435